河北省城市癌症早诊早治项目统计报告

（2021—2022 年）

主　编　单保恩　贺宇彤

清华大学出版社

北京

图书在版编目（CIP）数据

河北省城市癌症早诊早治项目统计报告. 2021-2022
年 / 单保恩, 贺宇彤主编. -- 北京 : 清华大学出版社,
2024. 7. -- ISBN 978-7-302-66713-1

Ⅰ. R73-66

中国国家版本馆CIP数据核字第2024VU0044号

责任编辑：杨爱臣
封面设计：李俊卿
责任校对：宋玉莲
责任印制：杨　艳

出版发行：清华大学出版社
网　　　址：https://www.tup.com.cn，　https://www.wqxuetang.com
地　　　址：北京清华大学学研大厦A座　　　邮　　编：100084
社 总 机：010-83470000　　　　　　　　邮　　购：010-62786544
投稿与读者服务：010-62776969，c-service@tup.tsinghua.edu.cn
质量反馈：010-62772015，zhiliang@tup.tsinghua.edu.cn
印 装 者：三河市春园印刷有限公司
经　　　销：全国新华书店
开　　　本：210mm×285mm　　印　　张：13　　　字　　数：401千字
版　　　次：2024年7月第1版　　　　　　　印　　次：2024年7月第1次印刷
定　　　价：128.00元

产品编号：101055-01

编委会名单

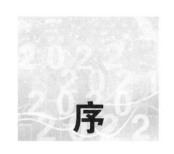

序

随着社会的进步和人口老龄化的进度加快，癌症已经成为危害人类生命健康的重大疾病，也是重大公共卫生问题。根据河北省肿瘤防治办公室统计数据显示，河北省癌症新发病例约17.2万例，死亡约11.1万例。肺癌、胃癌、乳腺癌、结直肠癌、食管癌、肝癌是河北省最常见的癌种，约占河北省癌症发病总数的63.1%。可见，我省癌症的发病和死亡形势同样严峻，癌症成为威胁我省居民健康的主要原因之一。

科学研究和国际国内的实践都证明，癌症防治的关键是预防，癌症早期筛查和早诊早治是提高5年生存率的决定性策略。习近平总书记指出，"预防是最经济最有效的健康策略""对慢性病，要以癌症等为突破口，加强综合防控，强化早期筛查和早期发现，推进早诊早治工作，推进疾病治疗向健康管理转变"。世界卫生组织也指出，"仅依靠治疗并无法有效遏制癌症危机的蔓延，预防才是控制癌症最具成本－效益的长期战略"。2012年河北省作为首批参与省份加入到国家重大公共卫生服务专项"城市癌症早诊早治"项目中，目前已经覆盖了9个地区。河北省城市癌症早诊早治项目以推动癌症的早期发现和早期诊断为核心目标，旨在通过广泛宣传、大规模的筛查和早期干预，增强城市居民对癌症的认识和预防意识，从而降低癌症的发病率和死亡率。在项目实施过程中，借助生动形象、易于理解的传播方式，结合严谨的科学研究成果，倡导正确的防癌抗癌观念，助力公众形成健康文明的生活习惯，提升民众对癌症防治知识的认知水平。倡导参与地区的居民主动参与癌症风险评估，高危居民采取针对性的筛查方式，提高居民依从性，践行"早发现、早诊断和早治疗"的理念，切实降低癌症带来的家庭负担和社会危害。通过城市癌症早诊早治项目的实施，对基层医疗服务人员进行多学科专业性培训，建立癌症筛查从业人员资质考核及准入机制，不断提高基层医生的业务水平，显著提升医生对早期病变的鉴别能力，有效降低漏诊误诊率。定期开展现场督导调研，既能及时发现实施过程中的问题，又能保证数据的同质化。

河北省肿瘤防治办公室是中国癌症筛查与早诊早治研究省级指导单位和管理单位，承担着全省城市癌症早诊早治项目高危人群评估及临床筛查的管理和质控、技术培训和督导、国内外学术交流与合作、数据分析和发布等工作。由河北省肿瘤防治办公室编写的《河北省城市癌症早诊早治项目统计报告(2021—2022年)》是河北省第三次发布的城市癌症早诊早治项目数据报告，充分显示了我省在癌症早诊早治工作方面已建立起一套规范化的筛查体系，为进一步推动癌症防治工作奠定了坚实基础。

2024 年 5 月

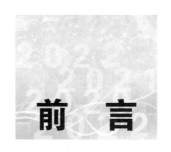

前　言

　　"城市癌症早诊早治项目"是2012年由国家财政部和原卫生部（现国家卫生健康委员会）发起的一项国家重大公共卫生服务项目，主要针对全国城市范围内高发的五大类癌症，即肺癌、乳腺癌、结直肠癌、上消化道癌（食管癌和胃癌）以及肝癌开展高危人群评估、临床筛查和早诊早治等工作。2012年河北省唐山市作为首批参与地区加入其中，随后石家庄市、邢台市、邯郸市、沧州市、秦皇岛市、保定市、衡水市和定州市也陆续加入，共有9个地级市参与。

　　河北省肿瘤防治办公室认真贯彻落实《河北省城市癌症早诊早治工作方案》，2021—2022年，在石家庄市、唐山市和保定市共8家三甲医院以及多家社区医院联合开展"河北省城市癌症早诊早治项目"工作。对45~74岁共计50 486名城市居民进行了危险因素调查和高危人群风险评估，其中男性18 881人，女性31 605人，女性参与人数多于男性。通过"防癌风险评估系统"评估出高危人群33 710人，总高危率为66.77%，其中肺癌高危17 896人，乳腺癌高危13 583人，上消化道癌高危14 535人，结直肠癌高危19 295人，肝癌高危8693人，高危率分别为35.45%、42.98%、28.79%、38.22%和17.22%。完成临床筛查25 028人次，其中肺癌筛查人数最多，为8460人，其他依次是乳腺癌筛查6172人、结直肠癌筛查3636人、肝癌筛查3507人和上消化道癌筛查3253人。筛查检出情况显示：肺癌筛查检出阳性结节1230例，可疑肺癌95例，分别占参加肺癌筛查总数的14.54%和1.12%；乳腺癌筛查检出阳性病变（BI-RADS 4~5类）290例，检出率为4.70%，检出可疑阳性病变（BI-RADS 3类）1761例，检出率为28.53%；结直肠癌筛查对1801人取活检进一步做病理检查，病理检查率为49.53%，共检出结直肠癌25例和结直肠癌前病变255例，检出率分别为0.69%和7.01%；上消化道癌筛查对1600人取活检做病理检查，病理检查率为49.19%，共检出上消化道癌12例和上消化道高级别上皮内瘤变10例，检出率分别为0.37%和0.31%；肝癌筛查检出肝占位16例，检出率为0.46%。

　　河北省肿瘤防治办公室对全省城市癌症早诊早治项目开展情况进行汇总和数据分析，撰写了《河北省城市癌症早诊早治项目统计报告（2021—2022年）》，全书共分为9个部分，包括河北省城市癌症早诊早治项目工作概况、城市癌症危险因素调查与高危人群风险评估、癌症筛查总体情况、肺癌筛查、乳腺癌筛查、肝癌筛查、结直肠癌筛查、上消化道癌筛查主要分析结果以及河北省城市癌症早诊早治总结及展望。

《河北省城市癌症早诊早治项目统计报告（2021—2022 年）》的出版，标志着河北省城市癌症早诊早治工作已逐步科学化、规范化、可持续化进程。随着今后更多参与城市的加入，检出更多早期癌症和癌前病变患者，从而提高早诊早治率和患者 5 年生存率，明显降低癌症死亡率，最终惠及更多癌症高风险居民。本报告不仅为我省癌症预防、诊治提供重要参考，也必将推进全省癌症防治事业的健康发展。

单保恩

2023 年 11 月

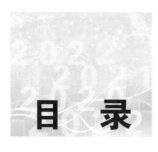

目 录

第一章　河北省城市癌症早诊早治工作概况 ……………………………………………… 1

第二章　城市癌症危险因素调查与高危人群风险评估 …………………………………… 6

　第一节　概述 …………………………………………………………………………… 6

　第二节　高危人群评估方法 …………………………………………………………… 6

　第三节　参与评估人群基本情况 ……………………………………………………… 7

　第四节　高危人群基本情况及危险因素 ……………………………………………… 13

　第五节　多癌种高危人群基本情况 …………………………………………………… 34

　第六节　生物学检测结果基本情况 …………………………………………………… 38

第三章　癌症筛查总体情况 ………………………………………………………………… 40

第四章　肺癌筛查 …………………………………………………………………………… 45

　第一节　肺癌筛查方法及流程 ………………………………………………………… 45

　第二节　肺癌筛查参与人群基本情况 ………………………………………………… 47

　第三节　肺癌筛查检出情况 …………………………………………………………… 53

第五章　乳腺癌筛查 ………………………………………………………………………… 63

　第一节　乳腺癌筛查方法及流程 ……………………………………………………… 63

　第二节　乳腺癌筛查参与人群基本情况 ……………………………………………… 64

　第三节　乳腺癌筛查检出情况 ………………………………………………………… 71

第六章　肝癌筛查 …………………………………………………………………………… 85

　第一节　肝癌筛查方法及流程 ………………………………………………………… 85

　第二节　肝癌筛查参与人群基本情况 ………………………………………………… 86

　第三节　肝癌筛查检出情况 …………………………………………………………… 93

第七章　结直肠癌筛查 ……………………………………………………………………… 105

　第一节　结直肠癌筛查方法及流程 …………………………………………………… 105

　第二节　结直肠癌筛查参与人群基本情况 …………………………………………… 106

　第三节　结直肠癌筛查检出情况 ……………………………………………………… 116

第八章　上消化道癌筛查 …………………………………………………………………… 124

　第一节　上消化道癌筛查方法及流程 ………………………………………………… 124

　　第二节　上消化道癌筛查参与人群基本情况 ·· 125

　　第三节　上消化道癌筛查检出情况 ·· 136

第九章　河北省癌症早诊早治总结及展望 ·· 145

附录 ·· 149

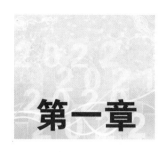

第一章

河北省城市癌症早诊早治工作概况

随着我国城市化、工业化、老龄化进程的加快，恶性肿瘤已成为危害我国居民生命和健康的最严重慢性病之一。2020年国家癌症中心数据显示：中国肿瘤登记地区恶性肿瘤发病率为293.66/10万，死亡率为177.15/10万。河北省2022最新数据分析显示，我省恶性肿瘤发病率为224.52/10万，死亡率为146.54/10万，肺癌、胃癌、乳腺癌、肝癌、食管癌和结直肠癌是河北省常见的恶性肿瘤。自20世纪80年代世界卫生组织明确提出癌症的早发现、早诊断、早治疗策略以来，癌症的筛查和早诊早治已被公认为癌症防控最有效的途径，因此加强癌症筛查具有重大意义。

2012年国家启动了国家重大公共卫生服务项目——城市癌症早诊早治工作。河北省成为首批加入的9个省份之一，参与城市为唐山市。2016年，新增石家庄市，临床筛查任务量达到1.5万人，为其他省份的1.5倍。2019年，邢台市正式纳入城市癌症早诊早治项目，河北省任务量增加到1.6万人，为全国平均水平的2倍。2020年，邯郸市正式纳入城市癌症早诊早治项目，河北省临床筛查任务量保持1.6万人。同时，沧州市和秦皇岛市积极申请自筹经费加入河北省城市癌症早诊早治项目，并将两市作为承担城市写入我省工作方案中。2021年，沧州市和秦皇岛市正式纳入城市癌症早诊早治项目。2022年，保定市正式纳入城市癌症早诊早治项目。2023年，定州市和衡水市相继正式纳入城市癌症早诊早治项目。

河北省城市癌症早诊早治项目按照国家癌症中心癌症早诊早治办公室的工作方案制定《河北省城市癌症早诊早治项目工作方案》。在选择项目参与城市时，优先考虑在有肿瘤登记、死因监测工作基础的城市开展工作，便于后期随访和评估。项目共分为三阶段，第一阶段是问卷调查与高危人群评估，此阶段是以社区为基础，市疾控中心和各承担医院为督导质控单位。主要通过问卷调查和高危人群评估，评估出相关癌症的高危人群，进入第二阶段。第二阶段为临床筛查阶段，此阶段主要是以各个承担项目的定点筛查医院为基础开展工作。评估出来的各个癌种高危人群进行相应的筛查，即肺癌高危人群通过低剂量螺旋CT筛查，乳腺癌高危人群通过乳腺超声和钼靶筛查，结直肠癌高危人群通过肠镜进行筛查，上消化道癌高危人群通过上消化道内镜进行筛查，肝癌高危人群通过甲胎蛋白检测和肝脏超声筛查。第三阶段为随访和卫生经济学评估，此阶段主要是以社区、疾控中心以及承担医院共同开展工作。所有筛查出来的阳性患者进行定期的主动随访；同时每年链接全省肿瘤登记发病死亡数据库以及全死因数据库进行被动匹配，以便于掌握参与人群的动态。具体流程详见图1-1。

在河北省卫健委和国家项目组的领导和支持下，河北省肿瘤防治办公室充分整合各种有利资源，严格把关工作流程和技术方案，高质量圆满完成每一年度的项目任务。截至2023年12月，全省共完成42.9万份防癌风险评估问卷，完成18.1万人次临床筛查。其中2021—2022年度，河北省共有石家庄市、唐山市和保定市参与城市癌症早诊早治五癌筛查项目，全省共完成50 486份防癌风险评估问卷，通过防癌风险评估系统共评估出高危人群33 710人，高危率66.77%。临床筛查25 028人次，任务完成率达到108.82%。共检出阳性病例3621人次，阳性检出率为14.45%，全部患者均接受了及时规范的治疗，使广大居民受益，提高了居民对癌症早诊早治的意识，同时也增强了医务人员的专业技术能力。我省城市癌症早诊早治项目的工作得到国家的认可：河北省肿瘤防治办公室2021年荣获"癌症筛查与早诊早治工作卓越贡献奖"，2022年度荣获"2022年度癌症早诊早治工作省级单位卓越贡献奖"。见图1-2。

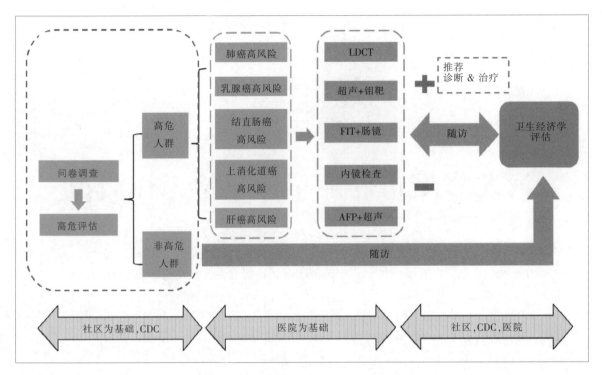

图1-1 河北省城市癌症早诊早治项目流程图

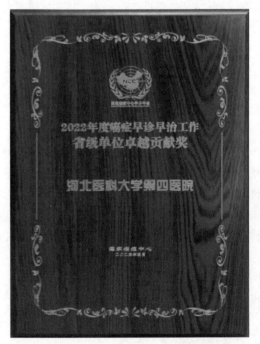 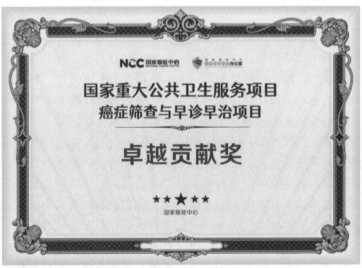

图1-2 河北省2021—2022年度城市癌症早诊早治项目所获证书

一、制定科学的工作方案是项目的根本保障

每年项目启动之初，河北省卫健委出台《河北省城市癌症早诊早治项目工作方案》，按照已有的组织机构进一步明确项目目标任务和工作流程，细化各承担单位的任务量以及完成要求。河北省肿瘤防治办公室每年根据国家癌症中心最新技术方案撰写《河北省城市癌症早诊早治项目现场工作手册》，明确项目执行中组织、问卷填写、风险评估以及临床筛查等环节具体工作内容及技术标准。截止到2023年，共包括石

家庄市、唐山市、邢台市、邯郸市、沧州市、秦皇岛市、保定市、衡水市和定州市在内的9个城市、14家定点筛查医院参与到项目工作。河北省城市癌症早诊早治项目组织机构见表1-1。

表1-1　河北省城市癌症早诊早治项目组织机构

职责	石家庄市	唐山市	邢台市	邯郸市	秦皇岛市	沧州市	保定市	衡水市	定州市
项目主管单位	河北省卫生健康委员会疾控处/医政处/应急处								
	石家庄市卫健委	唐山市卫健委	邢台市卫健委	邯郸市卫健委	秦皇岛市卫健委	沧州市卫健委	保定市卫健委	衡水市卫健委	定州市卫健委
技术指导单位	河北医科大学第四医院/河北省肿瘤防治办公室								
危险因素调查与人群风险评估	石家庄市疾控中心	唐山市人民医院	邢台市人民医院	邯郸市中心医院	秦皇岛市第四医院	沧州市中心医院	保定市第一中心医院	衡水市人民医院	河北省第七人民医院
	河北医科大学第四医院	开滦总医院							
	河北医科大学第一医院								
	河北省胸科医院								
	河北省中医院								
临床筛查	河北医科大学第四医院	唐山市人民医院	邢台市人民医院	邯郸市中心医院	秦皇岛市第四医院	沧州市中心医院	保定市第一中心医院	衡水市人民医院	河北省第七人民医院
	河北医科大学第一医院								
	河北省胸科医院								
	石家庄市第一医院								
	河北省中医院								
随访工作及卫生经济学调查	疾控中心、社区与医院共同完成								

二、加强培训以及督导，确保数据同质性和可比性

河北省肿瘤防治办公室针对各个承担单位实际情况展开一系列项目培训和督导工作，推动项目进展，提高成效，确保河北省数据的质量。

2021年4月，由河北省卫生健康委员会主办，河北医科大学第四医院和河北省肿瘤防治办公室承办，秦皇岛市第四医院协办的河北省城市癌症早诊早治项目启动会暨肺癌和结直肠癌筛查多中心随机对照研究培训班在秦皇岛市召开，由河北省肿瘤防治办公室副主任贺宇彤主持开幕式，会议邀请到了国家癌症中心癌症早诊早治办公室主任陈万青教授亲临会场，河北医科大学第四医院党委书记、河北省癌症中心主任和河北省肿瘤防治办公室主任单保恩教授，河北省卫生健康委员会巡视员李建法同志以及秦皇岛市卫生健康委员会党委书记刘瑞玲同志对筛查工作进行部署，会上同时举行了河北省城市癌症早诊早治项目定点筛查医院授牌仪式。2022年河北省城市癌症早诊早治项目启动会暨技术培训班于2022年6月24日在保定市召开。会议由河北省卫生健康委员会主办，河北医科大学第四医院、河北省肿瘤防治办公室承办，保定市第一中心医院协办。河北省肿瘤防治办公室副主任贺宇彤教授主持开幕式。保定市第一中心医院党委书记郭淑芹教授；保定市卫生健康委党组成员、副主任张会峰同志；河北医科大学第四医院党委书记、河北省肿瘤防治办公室主任单保恩教授；河北省卫生健康委员会疾控处副处长康贵元；国家癌症中心癌症早诊早治办公室主任陈万青教授出席开幕式并发表讲话。单保恩书记指出,癌症早诊早治是一项"功在当代，利在千秋"的大事。河北省将继续加强技术培训，不断提高工作质量，提高癌症早诊率，将这项惠民工作进一步做实做好，为我省的癌症防治事业，为实现健康中国健康河北的宏伟目标作出新的贡献，为党的二十大献礼。康贵元副处长表示，目前河北省的癌症防控工作取得了明显的成效。各单位要以更高的标准、更严的要求、更大的力度积极推进河北省癌症早诊早治工作，扩大癌症筛查范围，逐步提高我省癌症早诊率和5年生存率，造福全省人民。会议同时举办授牌仪式，授予保定市第一中心医院"河北省城市癌症早诊早治项目定点筛查医院"称号，并共同启动2022年河北省城市癌症早诊早治项目。

在每个年度项目启动和技术培训会上，河北省肿瘤防治办公室均邀请各临床筛查专业的学科带头人对筛查方案进行解读和培训，在项目实施过程中，组织项目专家组的专家到各承担单位进行现场督导，对操作规范及结果判定进行面对面、手把手指导。不定期对各承担单位的筛查结果包括阳性和阴性结果进行抽

查，并组织召开各类癌种的质控会议进行复审复核，统一诊断标准，提高筛查结果的同质性和可比性。2022年12月30日，河北省肿瘤防治办公室在石家庄市召开了2022年河北省城市癌症早诊早治项目推进会，由所有承担筛查任务的单位进行本年度工作汇报，围绕河北省城市癌症早诊早治项目的基线数据进行了分析探讨，并对项目中各癌种筛查结果治疗进行探讨，明确阳性病例定义以及诊断标准。河北省肿瘤防治办公室于2023年2月20日至27日特邀请国家癌症中心癌症早诊早治项目办公室陈万青主任及国家督导组专家赴石家庄、保定以及唐山等项目承担单位进行督导。2023年3月，石家庄市召开了城市癌症早诊早治项目2022年度总结以及2023年启动会。项目办人员对于河北省癌症筛查现状、管理办法以及技术细节等问题进行规范化统一培训，确保各地区项目顺利开展。

三、积极开展防癌科普宣传活动，提高百姓癌症防治知识水平

为深入贯彻落实党中央、国务院对癌症防治工作的决策部署，加快推动落实《健康河北行动癌症实施方案》，提高全社会癌症防治意识，营造全民防癌抗癌的良好氛围，河北省卫健委和河北省肿瘤防治办公室每年积极筹划系列宣传活动。2021年在肿瘤防治宣传周中围绕着"健康中国健康家"的主题开展了多场公益宣讲活动，如"疫苗预防新冠，也能预防癌症吗"和"关爱生命'五癌'筛查在行动"等。河北医科大学第四医院党委书记单保恩教授作为会议主席现场致辞。活动邀请到了著名专家为大家讲解防癌疫苗的最新研究进展，进一步推进癌症相关疫苗接种的科普宣传，加速疫苗的接种和推广。2021年4月20日邀请到了国家癌症中心癌症早诊早治办公室的陈万青主任和李霓副主任，分别就结直肠癌和乳腺癌的筛查指南进行详细的解读。浙江省肿瘤防治办公室等兄弟省份介绍了筛查项目的经验。河北省2022年肿瘤防治宣传周系列活动内容丰富，包括2022年4月15日上午的单保恩教授和王琦教授进行的首场专家防癌科普线上讲座，15日下午的单保恩教授和贺宇彤教授做客长城新媒体集团直播间进行健康科普直播访谈。在线观看群众累计近130万人次。围绕"癌症防治，早早行动"主题，以线上+线下的方式，因地制宜组织开展形式多样的线上、线下系列公益科普等活动，"癌症防治 早早行动--大咖讲筛查"科普讲座邀请到国家癌症中心陈万青教授、魏文强教授、李霓教授以及北京大学肿瘤医院王宁教授针对肺癌、乳腺癌及上消化道癌筛查进行权威解读，"癌症防治 早早行动--癌症筛查专家访谈"邀请到肺癌筛查及乳腺癌筛查专家解答居民常见疑问。通过微信小程序在线问卷方式，开展我省居民癌症防治核心知识知晓率调查，摸清各地市辖区居民癌症防治认知水平，针对性地开展防癌科普宣传和健康教育。通过系列宣传活动，提高了居民癌症防治核心知识知晓率。

四、资源共享，数据融合

筛查后的随访工作也是城癌项目的重中之重。我们不仅对检出的可疑癌患者进行密切关注，同时对检出的慢性疾病患者也做到关爱有加。各临床筛查承担单位均为城癌项目设立了绿色通道，方便患者就诊。全省统一印制了"河北省城癌项目临床诊断异常人员随访管理登记表"，对异常患者登记在册，按技术流程进行随诊，督促患者及时就诊。通过社区、疾控中心和医院对城癌项目发现的阳性患者进行主动随访。河北省肿瘤防治办公室与省级全死因数据、省级肿瘤随访登记数据以及各家筛查医院的医源数据相互补充，对项目开展以来的人群进行主动随访和被动随访，明确了筛查的效果。

虽然河北省城市癌症早诊早治工作取得了一定的成效，但仍然存在着很多问题。①覆盖面较小：河北省癌症负担较重，每年新发癌症病例约为17.5万例，5年生存率低于全国平均水平，但是目前仅少部分城市居民获得筛查和早诊早治的机会。②筛查队伍服务能力有待进一步提高：人群筛查中存在大量早癌及癌前病变患者，而临床医生对其识别能力参差不齐。③由于河北省城市癌症早诊早治项目自2012年开展至今，已有十年之久，尤其在唐山市有较好的群众基础，这有可能导致居民填写调查问卷时，为了能够参加某些癌种的筛查有倾向性地进行填写，从而导致唐山市调查问卷评估出的多癌种占比较多。④各家项目承担单位筛查的依从性差异较大，这可能与项目的宣传动员力度和效果有关。因此，针对以上问题，今后我们将

持续在河北省加大肿瘤防治宣传力度、扩大筛查覆盖范围、对参加筛查的医生进行规范化培训，并且进一步建立健全癌症防治机构，完善机制、项目推广、质量控制等方面工作，为我国癌症防治事业的发展和"健康中国"建设作出更多的贡献。

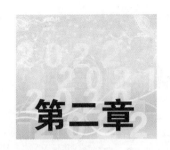

第二章

城市癌症危险因素调查与高危人群风险评估

第一节 概 述

城市癌症早诊早治项目首先对个体患癌风险进行评估，从而识别肺癌、乳腺癌、食管癌、胃癌、结直肠癌、肝癌的高危人群，实施更为有效的癌症筛查。国家癌症中心癌症早诊早治办公室依据近20年来我国常见癌症流行病学资料，设计了符合我国人群特点的《防癌风险评估问卷》，收集个体患癌风险参数；以"哈佛癌症风险指数(Harvard Cancer Risk Index)"为理论基础，建立癌症风险评估模型，评估个体患癌风险指数；通过"防癌风险评估系统"，实现远程信息采集、网络上报和风险实施评估。

2021—2022年度，河北省城市癌症早诊早治项目对石家庄市、唐山市和保定市45~74岁城市居民进行了危险因素调查和高危人群风险评估，共计50 486人，其中男性18 881人，构成比为37.40%，女性31 605人，构成比为62.60%，女性参与人数多于男性。年龄分布上，参加问卷调查者主要集中在50~54岁、55~59岁、60~64岁和65~69岁这4个年龄组，各年龄组分别占评估总人数的17.35%、20.91%、16.83%和20.43%。学历主要集中在初中以及高中/中专/技校，分别占评估总人数的39.83%和28.55%。职业分布提示，参加问卷调查者中工人比例最高，构成比为35.35%，其次为农民、家务和专业技术人员，构成比分别为19.77%、9.80%和9.19%。

通过"防癌风险评估系统"评估发现，河北省各类癌症高危人群共计33 710人，总高危率为66.77%。其中唐山市高危人数为13 096人，高危率为74.45%，石家庄市高危人数为19 564人，高危率为62.63%，保定市高危人数为1050人，高危率为63.29%。河北省各癌种高危人数依次为结直肠癌高危19 295人、肺癌高危17 896人、上消化道癌高危14 535人、乳腺癌高危13 583人和肝癌高危8693人，各癌种高危率分别为38.22%、35.45%、28.79%、42.98%和17.22%。肺癌、肝癌、上消化道癌和结直肠癌高危率均为男性高于女性。河北省通过"防癌风险评估系统"评估为一种癌高危、两种癌高危、三种癌高危和四种及以上癌高危的人数依次为12 740人、9491人、5992人和5487人，分别占河北省总评估人数的25.23%、18.80%、11.87%和10.87%。

因此，高危人群风险评估是识别高危人群，提高癌症早诊早治工作效率的有效初筛手段，同时可以加强居民的癌症防控意识。项目工作为提高癌症一级预防以及二级预防提供基础数据。

第二节 高危人群评估方法

一、高危人群评估流程

2021—2022年度，河北省共有石家庄市、唐山市和保定市3个城市参加项目。按照当地城市的人口分布状况，确定该城市中各区(街道)承担的任务量。参加对象要求为本市户籍常住人口，年龄45~74岁(以身份证上的出生日期为准)；已经确诊为癌症患者不纳入本项目。《防癌风险评估问卷》由经过培训的调查员询问调查对象后填写。问卷共包括8个方面的内容，即参加对象的基本信息、饮食习惯、生活环境、生活方式和习惯、心理和情绪、疾病既往史、癌症家族史、女性生理和生育史等。国家癌症中心癌症早诊早治办公室依据近20年来我国常见癌症流行病学资料，以"哈佛癌症风险指数(Harvard Cancer Risk Index)"为理论基础，建立癌症风险评估模型，实现远程信息采集和实时评估。

二、质量控制

三级质量控制贯穿高危评估工作始终。

(1)一级质控：现场工作人员初步检查《防癌风险评估问卷》填写的完整性与准确性，初步审核常见填写错误。如果初次纸质《防癌风险评估问卷》填写有误，需要确认，则该次填写可暂时中止，待确认后再继续录入。

(2)二级质控：用户端的信息自动化判定系统再次检查录入信息的逻辑性和准确性，在软件录入时进行常规性逻辑检查，提醒录入人员进行核实纠正，然后再行录入。

(3)三级质控：由项目组专业人员进行质量控制，主要包括对医学、流行病学等的风险评估发现的错误进行复核、纠正，避免评估错误的发生。

最后，项目省级督导组对1%评估结果为阳性及0.5%评估结果为阴性的结果进行复审，监控调查质量；同时，根据项目进展情况，必要时对评估软件升级，保证筛查效益最大化。

三、数据管理及分析

现场工作人员使用高危评估数据客户端进行录入并对录入数据进行逻辑核查和数据分析，系统对变量字段进行异常值逻辑判定。河北省肿瘤防治办公室使用SAS 9.4对全省数据进行整理汇总，并对数据进行描述和分析。

第三节　参与评估人群基本情况

一、参与评估人群性别年龄分布

2021—2022年度，河北省城市癌症早诊早治项目对石家庄市、唐山市和保定市45~74岁城市居民进行了《防癌风险评估问卷》调查和"防癌风险评估系统"评估，共计50 486人，其中男性18 881人，构成比为37.40%，女性31 605人，构成比为62.60%，女性参与人数明显多于男性。年龄分布上，参加防癌风险评估者主要集中在50~54岁、55~59岁、60~64岁和65~69岁这4个年龄组。其性别、年龄分布结果见表2-1，图2-1~2-4。

二、参与评估人群地区分布

2021—2022年度，石家庄市、唐山市和保定市3个城市的居民参加了《防癌风险评估问卷》调查和"防癌风险评估系统"评估，其中石家庄市31 237人，构成比为61.87%，其中男性11 463人，女性19 774人；唐山市17 590人，构成比为34.84%，其中男性6876人，女性10 714人；保定市1659人，构成比为3.29%，其中男性542人，女性1117人。见表2-1。

三、参与评估人群受教育程度分布

从参加者的教育程度分布来看，学历主要集中在初中以及高中/中专/技校，分别为20 110人和14 413人，分别占评估总人数的39.83%和28.55%。其他教育程度，如大学及以上、大专、小学和未受教育者分别为3569人、5034人、6386人和974人，分别占被评估总人数的7.07%、9.97%、12.65%和1.93%。石家庄市、唐山市和保定市均为初中学历占比最高，分别为33.67%、52.01%和26.82%，其教育程度分布详细情况见表2-2，图2-5。

四、参与评估人群职业分布

2021—2022年度参加河北省城市癌症早诊早治项目人群的职业分布显示，工人比例最高，为17 847人，构成比为35.35%，其次为农民和家务工作者，人数分别为9980人和4948人，构成比分别为19.77%和9.80%。石家庄市和唐山市均是工人占比最高，分别为23.71%和59.02%，保定市是专业技术人员占比最高，构成比为24.89%，详细情况见表2-3，图2-6。

表2-1　2021—2022年度河北省城癌项目参与评估人群性别年龄分布

年龄组（岁）	石家庄市			唐山市			保定市			河北省		
	男性	女性	合计	男性	女性	合计	男性	女性	合计	男性	女性	合计
45-49	1413	2531	3944	756	1258	2014	111	263	374	2280	4052	6332
50-54	1743	3558	5301	1121	1848	2969	148	340	488	3012	5746	8758
55-59	2183	4590	6773	1238	2194	3432	107	244	351	3528	7028	10556
60-64	2037	3431	5468	1056	1768	2824	84	123	207	3177	5322	8499
65-69	2515	3574	6089	1707	2357	4064	57	106	163	4279	6037	10316
70-74	1572	2090	3662	998	1289	2287	35	41	76	2605	3420	6025
合计	11463	19774	31237	6876	10714	17590	542	1117	1659	18881	31605	50486

表2-2　2021—2022年度河北省城癌项目参与评估人群受教育程度分布

教育程度	石家庄市			唐山市			保定市			河北省		
	男性	女性	合计	男性	女性	合计	男性	女性	合计	男性	女性	合计
未受教育	100	621	721	22	126	148	29	76	105	151	823	974
小学	1448	2975	4423	496	1153	1649	102	212	314	2046	4340	6386
初中	3844	6672	10516	3727	5422	9149	137	308	445	7708	12402	20110
高中/中专/技校	3550	6275	9825	1613	2642	4255	113	220	333	5276	9137	14413
大专	1356	1930	3286	587	775	1362	127	259	386	2070	2964	5034
大学及以上	1165	1301	2466	431	596	1027	34	42	76	1630	1939	3569
合计	11463	19774	31237	6876	10714	17590	542	1117	1659	18881	31605	50486

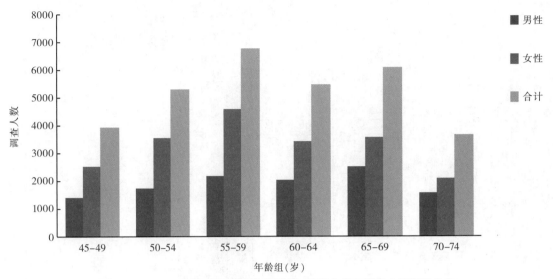

图2-1 2021—2022年度河北省城癌项目石家庄市参与评估人群年龄分布

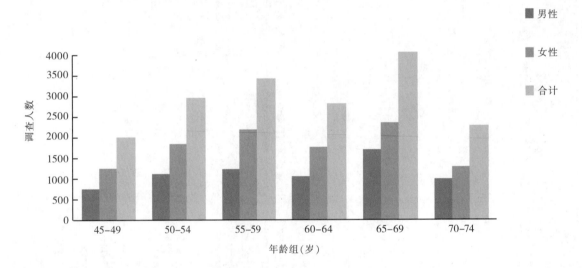

图2-2 2021—2022年度河北省城癌项目唐山市参与评估人群年龄分布

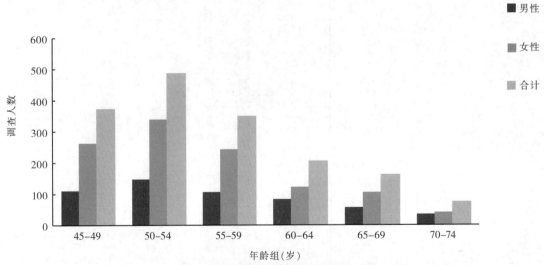

图2-3 2021—2022年度河北省城癌项目保定市参与评估人群年龄分布

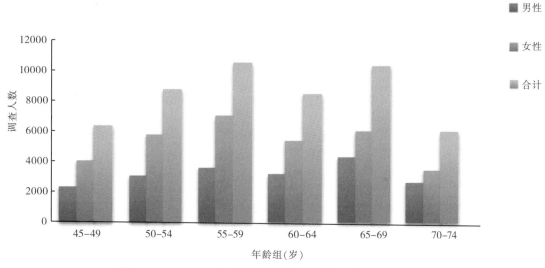

图2-4　2021—2022年度河北省城癌项目参与评估人群年龄分布

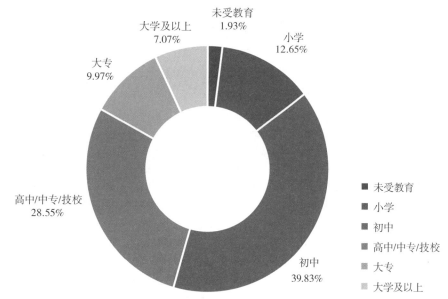

图2-5　2021—2022年度河北省城癌项目参与评估人群受教育程度分布

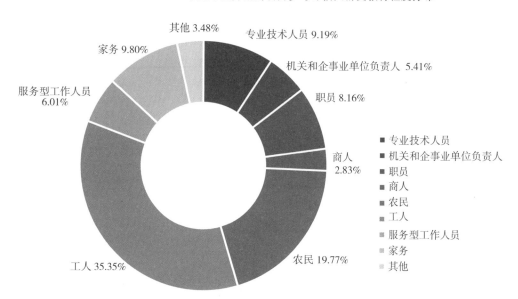

图2-6　2021—2022年度河北省城癌项目参与评估人群职业分布

表2-3 2021—2022年度河北省城癌项目参与评估人群职业分布

职业	石家庄市			唐山市			保定市			河北省		
	男性	女性	合计	男性	女性	合计	男性	女性	合计	男性	女性	合计
专业技术人员	1228	1729	2957	505	765	1270	121	292	413	1854	2786	4640
机关和企事业单位负责人	919	789	1708	384	452	836	84	103	187	1387	1344	2731
职员	1259	2149	3408	229	413	642	33	38	71	1521	2600	4121
商人	665	601	1266	81	83	164	1	0	1	747	684	1431
农民	2412	4852	7264	1012	1617	2629	35	52	87	3459	6521	9980
工人	2878	4528	7406	4352	6029	10381	33	27	60	7263	10584	17847
服务工作人员	817	1594	2411	132	362	494	40	87	127	989	2043	3032
家务	878	2981	3859	148	937	1085	0	4	4	1026	3922	4948
其他	407	551	958	33	56	89	195	514	709	635	1121	1756
合计	11463	19774	31237	6876	10714	17590	542	1117	1659	18881	31605	50486

第四节　高危人群基本情况及危险因素

一、高危人群总体基本情况

高危人群风险评估工作主要由现场工作人员对参与评估人群进行一对一调查完成，通过填写《防癌风险评估问卷》收集数据，录入"防癌风险评估系统"进行网络上报和评估结果的生成。收集的信息包括：基本信息、饮食习惯、生活环境、生活方式和习惯、心理和情绪、疾病既往史、癌症家族史、女性生理和生育史等。通过"防癌风险评估系统"评估发现，河北省各类癌症高危人群共计33 710人，总高危率为66.77%。其中石家庄市、唐山市和保定市分别共对31 237人、17 590人和1659人进行了防癌风险评估系统评估，分别评估出高危人群19 564人、13 096人和1050人，总高危率分别为62.63%，74.45%和63.29%。

从性别分布来看，河北省城市癌症早诊早治项目评估出的高危人群中，男性为13 736人，高危率为72.75%，女性为19 974人，高危率为63.20%，女性高危率低于男性。从年龄分布来看，河北省高危人群的年龄分布主要集中在55~59岁、60~64岁、65~69岁和70~74岁4个年龄组。不同年龄组的高危率各不相同，高危率最高的年龄组为65~69岁年龄组，高危率为74.79%；高危率最低的年龄组为45~49岁，高危率仅为55.51%。见表2-4，图2-7~2-10。

表2-4　2021—2022年度河北省城癌项目高危人群年龄别高危率分布

年龄组（岁）	男性			女性			河北省		
	评估人数	高危人数	高危比例(%)	评估人数	高危人数	高危比例(%)	评估人数	高危人数	高危比例(%)
45-49	2280	1174	51.49	4052	2341	57.77	6332	3515	55.51
50-54	3012	1798	59.69	5746	3814	66.38	8758	5612	64.08
55-59	3528	2494	70.69	7028	4678	66.56	10556	7172	67.94
60-64	3177	2187	68.84	5322	3408	64.04	8499	5595	65.83
65-69	4279	3860	90.21	6037	3855	63.86	10316	7715	74.79
70-74	2605	2223	85.34	3420	1878	54.91	6025	4101	68.07
合计	18881	13736	72.75	31605	19974	63.20	50486	33710	66.77

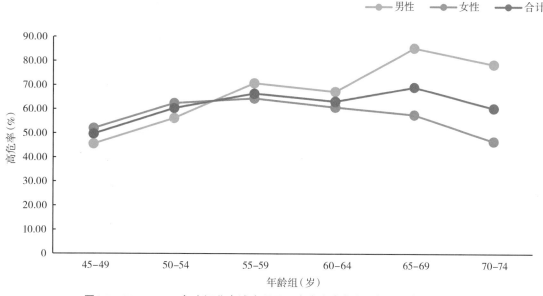

图2-7　2021—2022年度河北省城癌项目石家庄市高危人群年龄别高危率分布

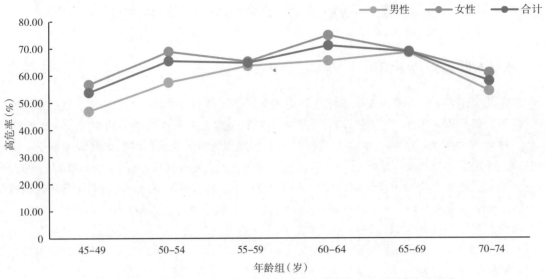

图2-8　2021—2022年度河北省城市项目唐山市高危人群年龄别高危率分布

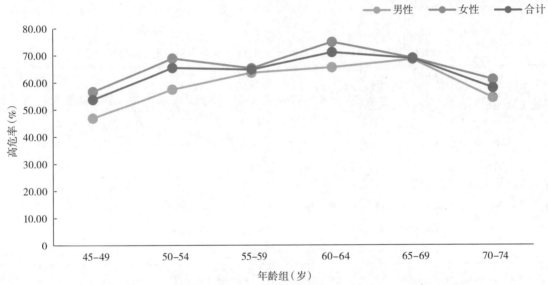

图2-9　2021—2022年度河北省城市项目保定市高危人群年龄别高危率分布

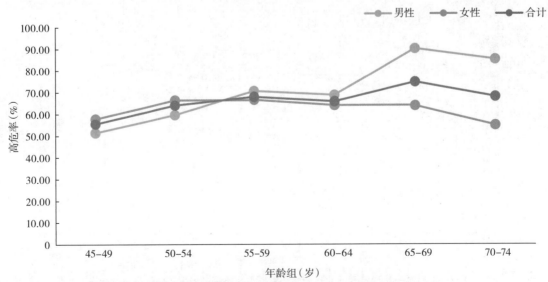

图2-10　2021—2022年度河北省城癌项目高危人群年龄别高危率分布

2021—2022年度，河北省评估出各癌种高危人群分别为：肺癌高危17 896人、乳腺癌高危13 583人、上消化道癌高危14 535人、结直肠癌高危19 295人和肝癌高危8693人，各癌种高危率分别为35.45%、42.98%、28.79%、38.22%和17.22%。河北省乳腺癌和结直肠癌高危率分别居第一位和第二位，其后依次为肺癌、上消化道癌和肝癌。石家庄市评估出各癌种高危人群分别为：肺癌高危9335人、乳腺癌高危7262人、上消化道癌高危7039人、结直肠癌高危9727人和肝癌高危3796人，各癌种高危率分别为29.88%、36.72%、22.53%、31.14%和12.15%。唐山市评估出各癌种高危人群分别为：肺癌高危8095人、乳腺癌高危5838人、上消化道癌高危7009人、结直肠癌高危9134人和肝癌高危4792人，各癌种高危率分别为46.02%、54.49%、39.85%、51.93%和27.24%。保定市评估出各癌种高危人群分别为：肺癌高危466例、乳腺癌高危483人、上消化道癌高危487人、结直肠癌高危434人和肝癌高危105人，各癌种高危率分别为28.09%、43.24%、29.36%、26.16%和6.33%。

河北省城市癌症早诊早治项目评估出的高危人群，分性别来看，男性各癌种中结直肠癌高危率居首位，石家庄市、唐山市和保定市男性结直肠癌高危率分别为55.72%、73.08%和35.61%。女性各癌种中乳腺癌高危率最高，为42.98%，石家庄市乳腺癌高危率为36.72%，唐山市女性乳腺癌高危率为54.49%，保定市乳腺癌高危率为43.24%。详细信息见表2-5，图2-11。

表2-5　2021—2022年度河北省城癌项目各癌种高危人群性别分布

地区	癌种	男性			女性			河北省		
		评估人数	高危人数	高危比例(%)	评估人数	高危人数	高危比例(%)	评估人数	高危人数	高危比例(%)
石家庄市	肺癌	11463	3710	32.37	19774	5625	28.45	31237	9335	29.88
	上消化道癌	11463	3466	30.16	19774	3573	23.46	31237	7039	22.53
	肝癌	11463	1685	14.70	19774	2111	10.68	31237	3796	12.15
	结直肠癌	11463	6387	55.72	19774	3340	16.89	31237	9727	31.14
	乳腺癌	–	–	–	19774	7262	36.72	19774	7262	36.72
唐山市	肺癌	6876	3457	50.28	10714	4638	43.29	17590	8095	46.02
	上消化道癌	6876	3105	45.16	10714	3904	36.44	17590	7009	39.85
	肝癌	6876	2167	31.52	10714	2625	24.50	17590	4792	27.24
	结直肠癌	6876	5025	73.08	10714	4109	38.35	17590	9134	51.93
	乳腺癌	–	–	–	10714	5838	54.49	10714	5838	54.49
保定市	肺癌	542	166	30.63	1117	300	26.86	1659	466	28.09
	上消化道癌	542	218	40.22	1117	269	24.08	1659	487	29.36
	肝癌	542	45	8.30	1117	60	5.37	1659	105	6.33
	结直肠癌	542	193	35.61	1117	241	21.58	1659	434	26.16
	乳腺癌	–	–	–	1117	483	43.24	1117	483	43.24
河北省	肺癌	18881	7333	38.84	31605	10563	33.42	50486	17896	35.45
	上消化道癌	18881	6789	35.96	31605	7746	24.51	50486	14535	28.79
	肝癌	18881	3897	20.64	31605	4796	15.17	50486	8693	17.22
	结直肠癌	18881	11605	61.46	31605	7690	24.33	50486	19295	38.22
	乳腺癌	–	–	–	31605	13583	42.98	31605	13583	42.98

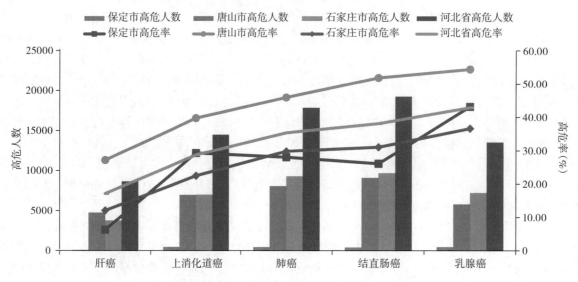

图2-11　2021—2022年度河北省城癌项目各癌种高危人群地区分布

从年龄分布来看，河北省各癌种高危年龄略有差异。不同癌种的高危率分布也各不相同，肺癌高危率较高的年龄组为55~59岁、60~64岁和65~69岁，年龄别高危率在41%以上；乳腺癌高危率较高的年龄组为45~49岁、50~54岁和55~59岁，高危率在45%以上；上消化道癌高危率较高的年龄组为45~49岁、50~54岁和55~59岁，高危率在29%以上；结直肠癌高危率较高的年龄组为65~69岁和70~74岁，高危率在48%以上；肝癌高危率除了45~49岁年龄组较低以外，其余年龄组高危率均较高，高危率均在17%以上。见表2-6，图2-12~2-15。

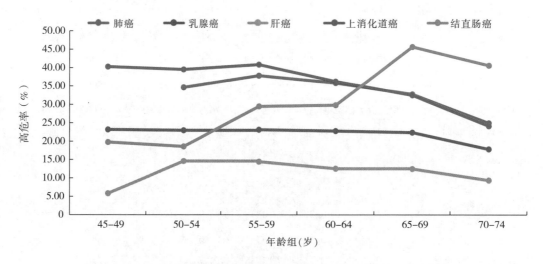

图2-12　2021—2022年度河北省城癌项目石家庄市各癌种高危人群年龄分布

表2-6　2021—2022年度河北省城癌项目各癌种高危人群年龄和地区分布

地区	年龄组(岁)	评估人数 男性	评估人数 女性	评估人数 合计	肺癌高危 高危人数	肺癌高危 高危率(%)	乳腺癌高危 高危人数	乳腺癌高危 高危率(%)	肝癌高危 高危人数	肝癌高危 高危率(%)	上消化道癌高危 高危人数	上消化道癌高危 高危率(%)	结直肠癌高危 高危人数	结直肠癌高危 高危率(%)
石家庄市	45-49	1413	2531	3944	0	0	1024	40.46	234	5.93	927	23.50	785	19.90
	50-54	1743	3558	5301	1846	34.82	1416	39.80	777	14.66	1234	23.28	994	18.75
	55-59	2183	4590	6773	2582	38.12	1892	41.22	984	14.53	1579	23.31	2011	29.69
	60-64	2037	3431	5468	1981	36.23	1252	36.49	688	12.58	1257	22.99	1647	30.12
	65-69	2515	3574	6089	2008	32.98	1171	32.76	766	12.58	1379	22.65	2795	45.90
	70-74	1572	2090	3662	918	25.07	507	24.26	347	9.48	663	18.10	1495	40.82
	合计	11463	19774	31237	9335	29.88	7262	36.72	3796	12.15	7039	22.53	9727	31.14
唐山市	45-49	756	1258	2014	0	0	750	59.62	181	8.99	948	47.07	980	48.66
	50-54	1121	1848	2969	1415	47.66	1102	59.63	813	27.38	1318	44.39	1364	45.94
	55-59	1238	2194	3432	1727	50.32	1206	54.97	968	28.21	1425	41.52	1604	46.74
	60-64	1056	1768	2824	1457	51.59	868	49.10	805	28.51	1041	36.86	1224	43.34
	65-69	1707	2357	4064	2270	55.86	1271	53.92	1306	32.14	1517	37.33	2556	62.89
	70-74	998	1289	2287	1226	53.61	641	49.73	719	31.44	760	33.23	1406	61.48
	合计	6876	10714	17590	8095	46.02	5838	54.49	4792	27.24	7009	39.85	9134	51.93
保定市	45-49	111	263	374	0	0	119	45.25	12	3.21	87	23.26	63	16.84
	50-54	148	340	488	172	35.25	153	45.00	35	7.17	142	29.10	116	23.77
	55-59	107	244	351	129	36.75	99	40.57	24	6.84	100	28.49	97	27.64
	60-64	84	123	207	90	43.48	55	44.72	13	6.28	79	38.16	72	34.78
	65-69	57	106	163	58	35.58	43	40.57	16	9.82	60	36.81	59	36.20
	70-74	35	41	76	17	22.37	14	34.15	5	6.58	19	25.00	27	35.53
	合计	542	1117	1659	466	28.09	483	43.24	105	6.33	487	29.36	434	26.16
河北省市	45-49	2280	4052	6332	0	0	1893	46.72	427	6.74	1962	30.99	1828	28.87
	50-54	3012	5746	8758	3433	39.20	2671	46.48	1625	18.55	2694	30.76	2474	28.25
	55-59	3528	7028	10556	4438	42.04	3197	45.49	1976	18.72	3104	29.41	3712	35.16
	60-64	3177	5322	8499	3528	41.51	2175	40.87	1506	17.72	2377	27.97	2943	34.63
	65-69	4279	6037	10316	4336	42.03	2485	41.16	2088	20.24	2956	28.65	5410	52.44
	70-74	2605	3420	6025	2161	35.87	1162	33.98	1071	17.78	1442	23.93	2928	48.60
	合计	18881	31605	50486	17896	35.45	13583	42.98	8693	17.22	14535	28.79	19295	38.22

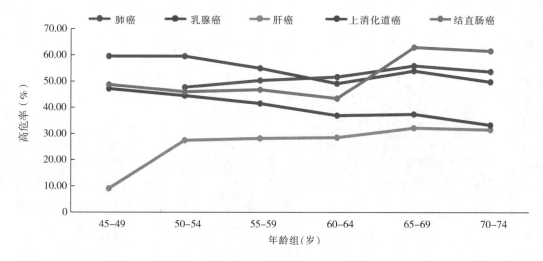

图2-13　2021—2022年度河北省城癌项目唐山市各癌种高危人群年龄分布

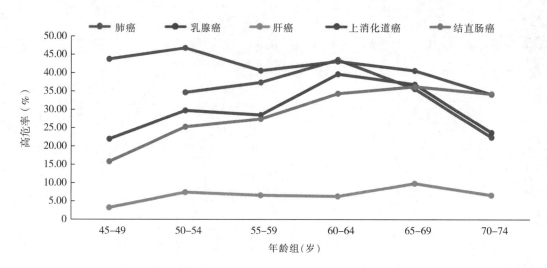

图2-14　2021—2022年度河北省城癌项目保定市各癌种高危人群年龄分布

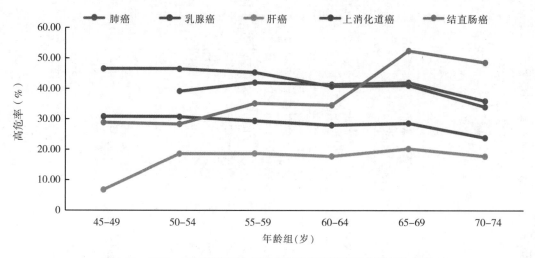

图2-15　2021—2022年度河北省城癌项目各癌种高危人群年龄分布

二、各癌种高危人群基本信息及危险因素

（一）肺癌

1　肺癌高危人群基本信息

2021—2022年度河北省肺癌高危人数为17 896人，高危率为35.45%，其中男性高危人数为7333人，高危率为38.84%，女性高危人数为10 563人，高危率为33.42%。肺癌高危率较高的年龄组为55~59岁、60~64岁和65~69岁，高危率分别为42.04%、41.51%和42.03%，高危率较低的年龄组为70~74岁，高危率为35.87%。

石家庄市肺癌高危人数为9335人，高危率为29.88%，其中男性高危人数为3710人，高危率为32.37%，女性高危人数为5625人，高危率为28.45%。唐山市肺癌高危人数为8095人，高危率为46.02%，其中男性高危人数为3457人，高危率为50.28%，女性高危人数为4638人，高危率为43.29%。保定市肺癌高危人数为466人，高危率为28.09%，其中男性高危人数为166人，高危率为30.63%，女性高危人数为300人，高危率为26.86%。见表2-7，图2-16。

2　肺癌相关危险因素分布

城市癌症早诊早治项目"防癌风险评估系统"引入的肺癌评估相关危险因素主要有年龄、吸烟史、饮酒史、体育锻炼过少、慢性呼吸系统疾病史和肺癌家族史等变量。

本报告选取部分相关危险因素进行分析，结果显示，绝大多数危险因素在高危人群中的分布均高于其在非高危人群中的分布。男性人群中吸烟率为49.52%，而女性人群吸烟率为9.95%；男性人群中饮酒率为33.11%，女性人群饮酒率为8.74%；男性和女性有肺癌家族史的人群占比分别为15.80%和15.63%。对于男性而言，吸烟导致肺癌高危的风险远高于非吸烟者(OR=8.68，95%CI：8.10~9.30)，女性也得出了类似的结论(OR=10.50，95%CI：9.58~11.51)。相比于男性而言，女性饮酒者导致肺癌高危的风险更高(OR=3.88，95%CI：3.57~4.21)；无论男性还是女性，体育锻炼少者、有慢性呼吸系统疾病史者和有肺癌家族史者导致肺癌高危的风险大致相同。见表2-8。

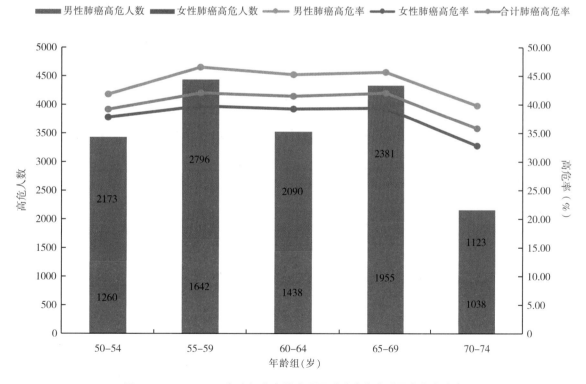

图2-16　2021—2022年度河北省城癌项目肺癌高危人群及高危率分布

表2-7 2021—2022年度河北省城癌项目肺癌高危人群及高危率分布

地区	年龄组（岁）	男性			女性			合计		
		评估人数	高危人数	高危率(%)	评估人数	高危人数	高危率(%)	评估人数	高危人数	高危率(%)
石家庄市	45-49	1413	0	0	2531	0	0	3944	0	0
	50-54	1743	641	36.78	3558	1205	33.87	5301	1846	34.82
	55-59	2183	922	42.24	4590	1660	36.17	6773	2582	38.12
	60-64	2037	814	39.96	3431	1167	34.01	5468	1981	36.23
	65-69	2515	894	35.55	3574	1114	31.17	6089	2008	32.98
	70-74	1572	439	27.93	2090	479	22.92	3662	918	25.07
	合计	11463	3710	32.37	19774	5625	28.45	31237	9335	29.88
唐山市	45-49	756	0	0	1258	0	0	2014	0	0
	50-54	1121	562	50.13	1848	853	46.16	2969	1415	47.66
	55-59	1238	678	54.77	2194	1049	47.81	3432	1727	50.32
	60-64	1056	586	55.49	1768	871	49.26	2824	1457	51.59
	65-69	1707	1039	60.87	2357	1231	52.23	4064	2270	55.86
	70-74	998	592	59.32	1289	634	49.19	2287	1226	53.61
	合计	6876	3457	50.28	10714	4638	43.29	17590	8095	46.02
保定市	45-49	111	0	0	263	0	0	374	0	0
	50-54	148	57	38.51	340	115	33.82	488	172	35.25
	55-59	107	42	39.25	244	87	35.66	351	129	36.75
	60-64	84	38	45.24	123	52	42.28	207	90	43.48
	65-69	57	22	38.60	106	36	33.96	163	58	35.58
	70-74	35	7	20.00	41	10	24.39	76	17	22.37
	合计	542	166	30.63	1117	300	26.86	1659	466	28.09
河北省	45-49	2280	0	0	4052	0	0	6332	0	0
	50-54	3012	1260	41.83	5746	2173	37.82	8758	3433	39.20
	55-59	3528	1642	46.54	7028	2796	39.78	10556	4438	42.04
	60-64	3177	1438	45.26	5322	2090	39.27	8499	3528	41.51
	65-69	4279	1955	45.69	6037	2381	39.44	10316	4336	42.03
	70-74	2605	1038	39.85	3420	1123	32.84	6025	2161	35.87
	合计	18881	7333	38.84	31605	10563	33.42	50486	17896	35.45

表2-8 2021—2022年度河北省肺癌癌危险因素在高危人群和非高危人群中的分布

危险因素	男性				女性				合计			
	高危人数	非高危人数	危险因素占比(%)	OR(95%CI)	高危人数	非高危人数	危险因素占比(%)	OR(95%CI)	高危人数	非高危人数	危险因素占比(%)	OR(95%CI)
吸烟史	5814	3535	49.52	8.68(8.10~9.30)	2531	613	9.95	10.50(9.58~11.51)	8345	4148	24.75	5.99(5.73~6.26)
饮酒史	3304	2947	33.11	2.39(2.25~2.55)	1742	1020	8.74	3.88(3.57~4.21)	5046	3967	17.85	2.83(2.71~2.97)
体育锻炼过少	5058	6362	60.48	1.81(1.70~1.93)	6908	10664	55.60	1.84(1.75~1.93)	11966	17026	57.43	1.85(1.78~1.92)
慢性呼吸系统疾病史	4632	1334	31.60	13.13(12.19~14.14)	6192	2211	26.59	12.07(11.38~12.79)	10824	3545	28.46	12.54(11.98~13.13)
肺癌家族史	2050	934	15.80	4.41(4.05~4.80)	3077	1864	15.63	4.23(3.97~4.51)	5127	2798	15.70	4.28(4.07~4.50)

（二）乳腺癌

1 乳腺癌高危人群基本信息

2021—2022年度河北省乳腺癌高危人数为13 583人，高危率为42.98%。其中未绝经女性乳腺癌高危人数2705人，高危率为48.02%，已绝经女性乳腺癌高危人数10 878人，高危率为41.88%。乳腺癌高危率较高的年龄组为45~49岁、50~54岁和55~59岁，高危率分别为46.72%、46.48%和45.49%，高危率较低的年龄组为70~74岁，仅为33.98%。见表2-9。

石家庄市乳腺癌高危人数为7262人，乳腺癌高危率为36.72%。其中未绝经女性乳腺癌高危人数1469人，高危率为43.36%，已绝经女性乳腺癌高危人数5793人，高危率为35.35%。唐山市乳腺癌高危人数为5838人，高危率为54.49%。其中未绝经女性乳腺癌高危人数1063人，高危率为57.90%，已绝经女性乳腺癌高危人数4775人，高危率为53.78%。保定市乳腺癌高危人数为483人，乳腺癌高危率为43.24%。其中未绝经女性乳腺癌高危人数173人，高危率为42.30%，已绝经女性乳腺癌高危人数310人，高危率为43.79%。见表2-9，图2-17。

2 乳腺癌相关危险因素

城市癌症早诊早治项目"防癌风险评估系统"引入的乳腺癌评估相关因素主要有BMI≥28kg/m^2、初潮年龄≤12岁、无活产史或初次活产年龄≥30岁、绝经年龄≥55岁、无哺乳史或累计哺乳月数<4个月、一级亲属乳腺癌家族史和乳腺活检史或乳腺良性疾病手术史等变量。

本报告选取部分相关危险因素进行分析，结果显示，BMI≥28kg/m^{2}的女性，在未绝经人群中的占比为10.47%，低于其在已绝经女性中的占比14.53%，除此之外，其余危险因素均在未绝经女性中的占比高于其在已绝经女性中的占比。相比于未绝经女性而言，已绝经女性绝经年龄≥55岁者和一级亲属乳腺癌家族史者导致乳腺癌高危的风险更高；相比于已绝经女性而言，未绝经女性无活产史或初次活产年龄≥30岁者及无哺乳史或累计哺乳月数<4个月者导致乳腺癌高危的风险更高，对于初潮年龄≤12岁或者有乳腺活检史或乳腺良性疾病史者，均是评估为乳腺癌高危的重要危险因素，OR≥100。见表2-10。

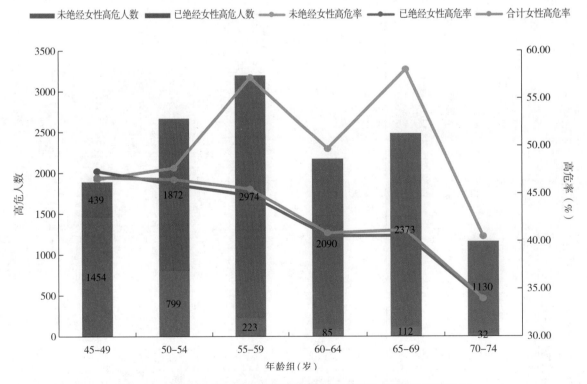

图2-17 2021—2022年度河北省城癌项目乳腺癌高危人群及高危率分布

表2-9 2021—2022年度河北省城癌项目乳腺癌高危人群及高危率分布

地区	年龄组(岁)	未绝经			已绝经			合计		
		评估人数	高危人数	高危率(%)	评估人数	高危人数	高危率(%)	评估人数	高危人数	高危率(%)
石家庄市	45-49	1906	747	39.19	625	277	44.32	2531	1024	40.46
	50-54	969	375	38.70	2589	1041	40.21	3558	1416	39.80
	55-59	250	168	67.20	4340	1724	39.72	4590	1892	41.22
	60-64	96	62	64.58	3335	1190	35.68	3431	1252	36.49
	65-69	113	87	76.99	3461	1084	31.32	3574	1171	32.76
	70-74	54	30	55.56	2036	477	23.43	2090	507	24.26
	合计	3388	1469	43.36	16386	5793	35.35	19774	7262	36.72
唐山市	45-49	1005	607	60.40	253	143	56.52	1258	750	59.62
	50-54	582	373	64.09	1266	729	57.58	1848	1102	59.63
	55-59	104	45	43.27	2090	1161	55.55	2194	1206	54.97
	60-64	53	13	24.53	1715	855	49.85	1768	868	49.10
	65-69	71	23	32.39	2286	1248	54.59	2357	1271	53.92
	70-74	21	2	9.52	1268	639	50.39	1289	641	49.73
	合计	1836	1063	57.90	8878	4775	53.78	10714	5838	54.49
保定市	45-49	214	100	46.73	49	19	38.78	263	119	45.25
	50-54	124	51	41.13	216	102	47.22	340	153	45.00
	55-59	36	10	27.78	208	89	42.79	244	99	40.57
	60-64	22	10	45.45	101	45	44.55	123	55	44.72
	65-69	9	2	22.22	97	41	42.27	106	43	40.57
	70-74	4	0	0	37	14	37.84	41	14	34.15
	合计	409	173	42.30	708	310	43.79	1117	483	43.24
河北省	45-49	3125	1454	46.53	927	439	47.36	4052	1893	46.72
	50-54	1675	799	47.70	4071	1872	45.98	5746	2671	46.48
	55-59	390	223	57.18	6638	2974	44.80	7028	3197	45.49
	60-64	171	85	49.71	5151	2090	40.57	5322	2175	40.87
	65-69	193	112	58.03	5844	2373	40.61	6037	2485	41.16
	70-74	79	32	40.51	3341	1130	33.82	3420	1162	33.98
	合计	5633	2705	48.02	25972	10878	41.88	31605	13583	42.98

表2-10 2021—2022年度河北省乳腺癌危险因素在高危人群和非高危人群中的分布

危险因素	未绝经				已绝经				合计			
	高危人数	非高危人数	危险因素占比(%)	OR(95%CI)	高危人数	非高危人数	危险因素占比(%)	OR(95%CI)	高危人数	非高危人数	危险因素占比(%)	OR(95%CI)
BMI≥28kg/m²	258	332	10.47	0.82(0.69~0.98)	1626	2149	14.53	1.06(0.99~1.14)	1884	2481	13.81	1.01(0.95~1.08)
初潮年龄≤12岁	974	11	17.49	–	1612	14	6.26	–	2586	25	8.26	–
无活产史或初次活产年龄≥30岁	815	474	22.88	2.23(1.96~2.54)	1203	1271	9.53	1.35(1.25~1.47)	2018	1745	11.91	1.63(1.52~1.74)
绝经年龄≥55岁	452	381	14.79	1.34(1.16~1.56)	2026	20	7.88	–	2478	401	9.11	9.81(8.80~10.93)
无哺乳史或哺乳时间<4个月	917	498	25.12	2.50(2.21~2.84)	1710	1364	11.84	1.88(1.74~2.03)	2627	1862	14.20	2.08(1.95~2.22)
一级亲属乳腺癌家族史	1307	0	23.20	1.94(1.87~2.01)	3844	31	14.92	–	5151	31	16.40	–
乳腺活检史或乳腺良性疾病手术史	1408	13	25.23	–	6443	34	24.94	–	7851	47	24.99	–

注："–"代表该危险因素在评估模型中所占权重较大。

（三）上消化道癌

1 上消化道癌高危人群基本信息

2021—2022年度上消化道癌高危人数为14 535人，高危率为28.79%，其中男性高危人数为6789人，高危率为35.96%，女性高危人数为7746人，高危率为24.51%。上消化道癌高危率较高的年龄组为45~49岁和50~54岁和55~59岁，高危率分别为30.99%、30.76%和29.41%，高危率较低的年龄组为70~74岁，高危率为23.93%。

石家庄市上消化道癌高危人数为7039人，高危率为22.53%，其中男性高危人数为3466人，高危率为30.24%，女性高危人数为3573人，高危率为18.07%。唐山市上消化道癌高危人数为7009人，高危率为39.85%，其中男性高危人数为3105人，高危率为45.16%，女性高危人数为3904人，高危率为36.44%。保定市上消化道癌高危人数为487例，高危率为29.36%，其中男性高危人数为218人，高危率为40.22%，女性高危人数为269人，高危率为24.08%。石家庄市、唐山市和保定市男性上消化道癌高危率均略高于女性上消化道癌高危率。见表2-11，图2-18。

2 上消化道癌相关危险因素分析

城市癌症早诊早治项目"防癌风险评估系统"引入的上消化道癌评估相关危险因素主要有吸烟史、饮酒史、上消化系统疾病史、萎缩性胃炎史、胃息肉史、食管癌家族史、胃癌家族史以及幽门螺杆菌阳性史等因素。

本报告选取部分危险因素进行分析，结果显示绝大多数危险因素在高危人群中的比例都高于其在非高危人群中分布的比例。男性人群中吸烟史、饮酒史、上消化系统疾病史、萎缩性胃炎史、胃息肉史的占比均高于女性人群，食管癌家族史、胃癌家族史以及幽门螺杆菌阳性史的占比男女性相差不大。对于男性而言，吸烟导致上消化道癌高危的风险远高于非吸烟者(OR=3.24，95%CI：3.04~3.45)，女性吸烟者风险更高(OR=10.67，95%CI：9.82~11.59)；相比于男性而言，女性饮酒者、有上消化系统疾病史者、有萎缩性胃炎者导致上消化道癌高危的风险更高；无论男性还是女性，有食管癌家族史或胃癌家族史者、有幽门螺杆菌阳性史者导致上消化道癌高危的风险大致相同。见表2-12。

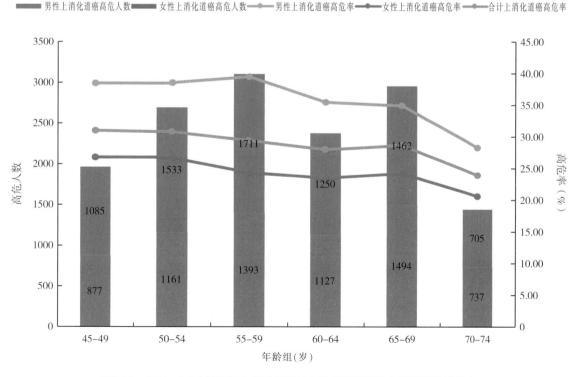

图2-18 2021—2022年度河北省城癌项目上消化道癌高危人群及高危率分布

表2-11 2021—2022年度河北省城癌项目上消化道癌高危人群及高危率分布

地区	年龄组（岁）	男性			女性			合计		
		评估人数	高危人数	高危率(%)	评估人数	高危人数	高危率(%)	评估人数	高危人数	高危率(%)
石家庄市	45—49	1413	443	31.35	2531	484	19.12	3944	927	23.50
	50—54	1743	566	32.47	3558	668	18.77	5301	1234	23.28
	55—59	2183	733	33.58	4590	846	18.43	6773	1579	23.31
	60—64	2037	623	30.58	3431	634	18.48	5468	1257	22.99
	65—69	2515	742	29.50	3574	637	17.82	6089	1379	22.65
	70—74	1572	359	22.84	2090	304	14.55	3662	663	18.10
	合计	11463	3466	30.24	19774	3573	18.07	31237	7039	22.53
唐山市	45—49	756	396	52.38	1258	552	43.88	2014	948	47.07
	50—54	1121	534	47.64	1848	784	42.42	2969	1318	44.39
	55—59	1238	617	49.84	2194	808	36.83	3432	1425	41.52
	60—64	1056	466	44.13	1768	575	32.52	2824	1041	36.86
	65—69	1707	725	42.47	2357	792	33.60	4064	1517	37.33
	70—74	998	367	36.77	1289	393	30.49	2287	760	33.23
	合计	6876	3105	45.16	10714	3904	36.44	17590	7009	39.85
保定市	45—49	111	38	34.23	263	49	18.63	374	87	23.26
	50—54	148	61	41.22	340	81	23.82	488	142	29.10
	55—59	107	43	40.19	244	57	23.36	351	100	28.49
	60—64	84	38	45.24	123	41	33.33	207	79	38.16
	65—69	57	27	47.37	106	33	31.13	163	60	36.81
	70—74	35	11	31.43	41	8	19.51	76	19	25.00
	合计	542	218	40.22	1117	269	24.08	1659	487	29.36
河北省	45—49	2280	877	38.46	4052	1085	26.78	6332	1962	30.99
	50—54	3012	1161	38.55	5746	1533	26.68	8758	2694	30.76
	55—59	3528	1393	39.48	7028	1711	24.35	10556	3104	29.41
	60—64	3177	1127	35.47	5322	1250	23.49	8499	2377	27.97
	65—69	4279	1494	34.91	6037	1462	24.22	10316	2956	28.65
	70—74	2605	737	28.29	3420	705	20.61	6025	1442	23.93
	合计	18881	6789	35.96	31605	7746	24.51	50486	14535	28.79

表2-12 2021—2022年度河北省乳腺癌危险因素在高危人群和非高危人群中的分布

危险因素	男性				女性				合计			
	高危人数	非高危人数	危险因素占比(%)	OR(95%CI)	高危人数	非高危人数	危险因素占比(%)	OR(95%CI)	高危人数	非高危人数	危险因素占比(%)	OR(95%CI)
吸烟史	4597	4752	49.52	3.24(3.04~3.45)	2258	886	9.95	10.67(9.82~11.59)	6855	5638	24.75	4.80(4.60~5.01)
饮酒史	3806	2445	33.11	5.03(4.72~5.37)	2200	562	8.74	16.44(14.92~18.12)	6006	3007	17.85	7.72(7.34~8.11)
上消化系统疾病史	4621	1254	31.12	18.42(17.05~19.91)	6121	2961	28.74	26.59(24.87~28.42)	10742	4215	29.63	21.32(20.30~22.40)
萎缩性胃炎史	3250	459	19.64	23.28(20.96~25.84)	4534	1011	17.54	31.90(29.52~34.47)	7784	1470	18.33	27.05(25.43~28.76)
胃息肉史	2767	216	15.80	37.82(32.79~43.64)	3709	563	13.52	38.02(34.58~41.79)	6476	779	14.37	36.28(33.55~39.23)
食管癌家族史	565	165	3.87	6.56(5.50~7.83)	983	368	4.27	9.28(8.21~10.49)	1548	533	4.12	7.92(7.16~8.76)
胃癌家族史	1105	567	8.86	3.95(3.55~4.39)	1412	1303	8.59	3.86(3.56~4.18)	2517	1870	8.69	3.82(3.58~4.07)
幽门螺杆菌阳性	1192	684	9.94	3.55(3.22~3.92)	1366	1750	9.86	2.71(2.51~2.92)	2558	2434	9.89	2.94(2.77~3.12)

（四）结直肠癌

1 结直肠癌高危人群基本信息

2021—2022年度结直肠癌高危人数为19 295人，高危率为38.22%，其中男性高危人数为11 605人，高危率为61.46%，女性高危人数为7690人，高危率为24.33%。结直肠癌高危率较高的年龄组为55~59岁、60~64岁、65~69岁和70~74岁，高危率分别为35.16%、34.63%、52.44%和48.60%，高危率较低的年龄组为45~49岁和50~54岁，高危率分别为28.87%和28.25%。

石家庄市结直肠癌高危人数为9727人，高危率为31.14%，其中男性高危人数为6387人，高危率为55.72%，女性高危人数为3340人，高危率为16.89%。唐山市结直肠癌高危人数为9134人，高危率为51.93%，其中男性高危人数为5025人，高危率为73.08%，女性高危人数为4109人，高危率为38.35%。保定市结直肠癌高危人数为434人，高危率为26.16%，其中男性高危人数为193人，高危率为35.61%，女性高危人数为241人，高危率为21.58%。全省和三个市的男性结直肠癌高危率均高于女性结直肠癌高危率，见表2-13，图2-19。

2 结直肠癌相关危险因素分布

城市癌症早诊早治项目"防癌风险评估系统"引入的结直肠癌评估相关因素主要有BMI≥24kg/m²、结直肠癌家族史、结直肠息肉史、慢性结肠炎史、有吸烟史和有饮酒史、便潜血阳性史等因素。

本报告选取部分危险因素进行分析，结果显示绝大多数危险因素在高危人群中的比例都高于其在非高危人群中分布的比例，所有危险因素在男性人群中的占比均高于女性人群中的占比。对于男性而言，BMI≥24kg/m²者导致结直肠癌高危的风险远高于BMI<24kg/m²者(OR=2.32，95%CI：2.09~2.37)，女性吸烟者风险相对较低(OR=1.10，95%CI：1.05~1.16)；相比于男性而言，女性结直肠癌家族史者、结直肠息肉史者、慢性结肠炎史者、有吸烟史者和有饮酒史者、便潜血阳性史者导致结直肠癌高危的风险更高。见表2-14。

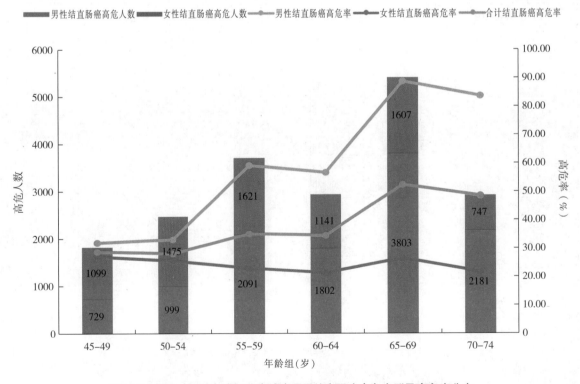

图2-19　2021—2022年度河北省城癌项目结直肠癌高危人群及高危率分布

表2-13　2021—2022年度河北省城癌项目结直肠癌高危人群及高危率分布

地区	年龄组(岁)	男性			女性			合计		
		评估人数	高危人数	高危率(%)	评估人数	高危人数	高危率(%)	评估人数	高危人数	高危率(%)
石家庄市	45-49	1413	297	21.02	2531	488	19.28	3944	785	19.90
	50-54	1743	401	23.01	3558	593	16.67	5301	994	18.75
	55-59	2183	1249	57.21	4590	762	16.60	6773	2011	29.69
	60-64	2037	1108	54.39	3431	539	15.71	5468	1647	30.12
	65-69	2515	2118	84.21	3574	677	18.94	6089	2795	45.90
	70-74	1572	1214	77.23	2090	281	13.44	3662	1495	40.82
	合计	11463	6387	55.72	19774	3340	16.89	31237	9727	31.14
唐山市	45-49	756	407	53.84	1258	573	45.55	2014	980	48.66
	50-54	1121	554	49.42	1848	810	43.83	2969	1364	45.94
	55-59	1238	803	64.86	2194	801	36.51	3432	1604	46.74
	60-64	1056	655	62.03	1768	569	32.18	2824	1224	43.34
	65-69	1707	1654	96.90	2357	902	38.27	4064	2556	62.89
	70-74	998	952	95.39	1289	454	35.22	2287	1406	61.48
	合计	6876	5025	73.08	10714	4109	38.35	17590	9134	51.93
保定市	45-49	111	25	22.52	263	38	14.45	374	63	16.84
	50-54	148	44	29.73	340	72	21.18	488	116	23.77
	55-59	107	39	36.45	244	58	23.77	351	97	27.64
	60-64	84	39	46.43	123	33	26.83	207	72	34.78
	65-69	57	31	54.39	106	28	26.42	163	59	36.20
	70-74	35	15	42.86	41	12	29.27	76	27	35.53
	合计	542	193	35.61	1117	241	21.58	1659	434	26.16
合计	45-49	2280	729	31.97	4052	1099	27.12	6332	1828	28.87
	50-54	3012	999	33.17	5746	1475	25.67	8758	2474	28.25
	55-59	3528	2091	59.27	7028	1621	23.06	10556	3712	35.16
	60-64	3177	1802	56.72	5322	1141	21.44	8499	2943	34.63
	65-69	4279	3803	88.88	6037	1607	26.62	10316	5410	52.44
	70-74	2605	2181	83.72	3420	747	21.84	6025	2928	48.60
	合计	18881	11605	61.46	31605	7690	24.33	50486	19295	38.22

表2-14 2021—2022年度河北省结直肠癌危险因素在高危人群和非高危人群中的分布

危险因素	男性				女性				合计			
	高危人数	非高危人数	危险因素占比(%)	OR(95%CI)	高危人数	非高危人数	危险因素占比(%)	OR(95%CI)	高危人数	非高危人数	危险因素占比(%)	OR(95%CI)
BMI≥24kg/m²	8389	3925	65.22	2.23(2.09~2.37)	4498	13416	56.68	1.10(1.05~1.16)	12887	17341	59.87	1.61(1.55~1.67)
结直肠癌家族史	1290	108	7.40	8.30(6.81~10.12)	1583	627	6.99	9.63(8.74~10.61)	2873	735	7.15	7.25(6.67~7.88)
结直肠息肉史	4228	27	22.54	–	5488	23	17.44	–	9716	50	19.34	–
慢性结肠炎史	3933	304	22.44	11.76(10.42~13.27)	4779	1059	18.47	35.43(32.81~38.27)	8712	1363	19.96	18.02(16.95~19.15)
吸烟史	7362	1987	49.52	4.62(4.33~4.92)	2391	753	9.95	13.88(12.72~15.14)	9753	2740	24.75	10.61(10.11~11.14)
饮酒史	4526	1725	33.11	2.06(1.93~2.20)	1937	825	8.74	9.42(8.64~10.27)	6463	2550	17.85	5.66(5.38~5.95)
便潜血阳性	1135	3	6.03	–	1505	9	4.79	–	2640	12	5.25	–

注："–" 代表该危险因素在评估模型中所占权重较大。

（五）肝癌

1 肝癌高危人群基本信息

2021—2022年度肝癌高危人数为8693人，高危率为17.22%，其中男性高危人数为3897人，高危率为20.64%，女性高危人数为4796人，高危率为15.17%。肝癌高危率除了45~49岁较低外，高危率为6.74%，其余年龄组高危率均较高，高危率分别为18.55%、18.72%、17.72%、20.24%和17.78%。

石家庄市肝癌高危人数为3796人，高危率为12.15%，其中男性高危人数为1685人，高危率为14.70%，女性高危人数为2111人，高危率为10.68%。唐山市肝癌高危人数为4792人，高危率为27.24%，其中男性高危人数为2167人，高危率为31.52%，女性高危人数为2625人，高危率为24.50%。保定市肝癌高危人数为105人，高危率为6.33%，其中男性高危人数为45人，高危率为8.30%，女性高危人数为60人，高危率为5.37%。全省和三个市的男性肝癌高危率均高于女性肝癌高危率，见表2-15，图2-20。

2 肝癌相关危险因素分析

城市癌症早诊早治项目"防癌风险评估系统"引入的肝癌评估相关因素主要有吸烟史、饮酒史、乙型表面抗原阳性、丙型肝炎病史、肝硬化病史、有肝胆疾病史和肝癌家族史等因素。

本报告选取相关危险因素进行分析，结果显示绝大多数危险因素在高危人群中的比例都高于其在非高危人群中分布的比例，所有危险因素在男性人群中的占比均高于女性人群中的占比。对于女性而言，男性有乙肝表面抗原阳性者、丙型肝炎病史者、肝胆疾病史者和肝癌家族史者导致肝癌高危的风险较高；相比于男性而言，女性吸烟者和饮酒者导致肝癌高危的风险更高，无论男性还是女性，对于肝硬化病史者，均是评估为肝癌高危的重要危险因素(OR≥100)，见表2-16。

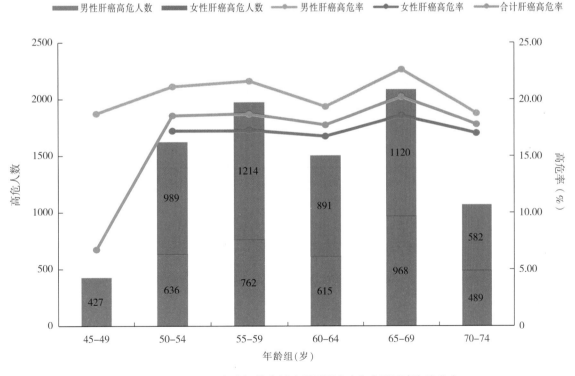

图2-20 2021—2022年度河北省城癌项目肝癌高危人群及高危率分布

表2-15　2021—2022年度河北省城癌项目肝癌高危人群及高危率分布

地区	年龄组（岁）	男性			女性			合计		
		评估人数	高危人数	高危率(%)	评估人数	高危人数	高危率(%)	评估人数	高危人数	高危率(%)
石家庄市	45-49	1413	234	16.56	2531	0	0.00	3944	234	5.93
	50-54	1743	313	17.96	3558	464	13.04	5301	777	14.66
	55-59	2183	386	17.68	4590	598	13.03	6773	984	14.53
	60-64	2037	273	13.40	3431	415	12.10	5468	688	12.58
	65-69	2515	341	13.56	3574	425	11.89	6089	766	12.58
	70-74	1572	138	8.78	2090	209	10.00	3662	347	9.48
	合计	11463	1685	14.70	19774	2111	10.68	31237	3796	12.15
唐山市	45-49	756	181	23.94	1258	0	0	2014	181	8.99
	50-54	1121	308	27.48	1848	505	27.33	2969	813	27.38
	55-59	1238	369	29.81	2194	599	27.30	3432	968	28.21
	60-64	1056	337	31.91	1768	468	26.47	2824	805	28.51
	65-69	1707	622	36.44	2357	684	29.02	4064	1306	32.14
	70-74	998	350	35.07	1289	369	28.63	2287	719	31.44
	合计	6876	2167	31.52	10714	2625	24.50	17590	4792	27.24
保定市	45-49	111	12	10.81	263	0	0	374	12	3.21
	50-54	148	15	10.14	340	20	5.88	488	35	7.17
	55-59	107	7	6.54	244	17	6.97	351	24	6.84
	60-64	84	5	5.95	123	8	6.50	207	13	6.28
	65-69	57	5	8.77	106	11	10.38	163	16	9.82
	70-74	35	1	2.86	41	4	9.76	76	5	6.58
	合计	542	45	8.30	1117	60	5.37	1659	105	6.33
合计	45-49	2280	427	18.73	4052	0	0.00	6332	427	6.74
	50-54	3012	636	21.12	5746	989	17.21	8758	1625	18.55
	55-59	3528	762	21.60	7028	1214	17.27	10556	1976	18.72
	60-64	3177	615	19.36	5322	891	16.74	8499	1506	17.72
	65-69	4279	968	22.62	6037	1120	18.55	10316	2088	20.24
	70-74	2605	489	18.77	3420	582	17.02	6025	1071	17.78
	合计	18881	3897	20.64	31605	4796	15.17	50486	8693	17.22

表2-16 2021—2022年度河北省肝癌危险因素在高危人群和非高危人群中的分布

危险因素	男性				女性				合计			
	高危人数	非高危人数	危险因素占比(%)	OR(95%CI)	高危人数	非高危人数	危险因素占比(%)	OR(95%CI)	高危人数	非高危人数	危险因素占比(%)	OR(95%CI)
吸烟史	2612	6737	49.52	2.49(2.31~2.68)	1785	1359	9.95	11.10(10.25~12.03)	4397	8096	24.75	4.26(4.06~4.47)
饮酒史	1995	4256	33.11	2.64(2.46~2.84)	1391	1371	8.74	7.58(6.98~8.23)	3386	5627	17.85	4.10(3.90~4.32)
乙肝表面抗原阳性	444	7	2.39	–	556	92	2.05	38.08(30.47~47.59)	1000	99	2.18	54.75(44.47~67.40)
丙型肝炎病史	596	3	3.17	–	877	104	3.10	57.46(46.76~70.61)	1473	107	3.13	79.48(65.22~96.87)
肝硬化病史	2185	7	11.61	–	2782	354	9.92	–	4967	361	10.55	–
有肝胆疾病史	3252	1510	25.22	44.99(40.72~49.71)	3828	2607	20.36	36.71(33.85~39.82)	7080	4117	22.18	40.17(37.72~42.78)
肝癌家族史	1906	97	10.61	–	2226	528	8.71	43.11(38.89~47.80)	4132	625	9.42	59.67(54.56~65.26)

注："—"代表该危险因素在评估模型中所占权重较大。

第五节　多癌种高危人群基本情况

一、多癌种高危人群地区分布

同一个体可能被同时评为多种癌症的高危者。在河北省2021—2022年度城市癌症早诊早治项目中，被评估为一种癌高危、两种癌高危、三种癌高危和四种及以上癌高危的人数依次为12 740人、9491人、5992人和5487人，分别占河北省总评估人数的25.23%、18.80%、11.87%和10.87%。石家庄市2021—2022年度城市癌症早诊早治项目中，被评估为一种癌高危、两种癌高危、三种癌高危和四种及以上癌高危的人数依次为8960人、6079人、2764人和1761人，分别占石家庄市总评估人数的28.68%、19.46%、8.85%和5.64%。唐山市被评估出的一种癌高危、两种癌高危、三种癌高危和四种及以上癌高危的人数依次为3291人、3127人、3027人和3651人，分别占唐山市总评估人数的18.71%、17.78%、17.21%和20.76%。保定市被评估出的一种癌高危、两种癌高危、三种癌高危和四种及以上癌高危的人数依次为489人、285人、201人和75人，分别占保定市总评估人数的29.48%、17.18%、12.12%和4.52%。见表2-17，图2-21。

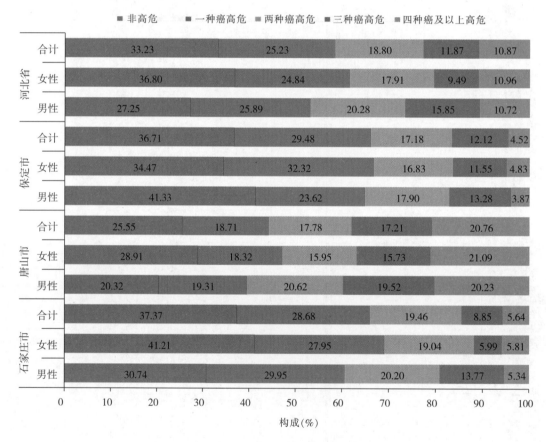

图2-21　2021—2022年度河北省城癌项目多癌种高危人群性别分布

表2-17　2021—2022年度河北省城癌项目多癌种高危人群性别分布

地区	高危数目	男性		女性		合计	
		人数	构成比(%)	人数	构成比(%)	人数	构成比(%)
石家庄市	非高危	3524	30.74	8149	41.21	11673	37.37
	一种癌高危	3433	29.95	5527	27.95	8960	28.68
	两种癌高危	2315	20.20	3764	19.04	6079	19.46
	三种癌高危	1579	13.77	1185	5.99	2764	8.85
	四种癌及以上高危	612	5.34	1149	5.81	1761	5.64
	合计	11463	100.00	19774	100.00	31237	100.00
唐山市	非高危	1397	20.32	3097	28.91	4494	25.55
	一种癌高危	1328	19.31	1963	18.32	3291	18.71
	两种癌高危	1418	20.62	1709	15.95	3127	17.78
	三种癌高危	1342	19.52	1685	15.73	3027	17.21
	四种癌及以上高危	1391	20.23	2260	21.09	3651	20.76
	合计	6876	100.00	10714	100.00	17590	100.00
保定市	非高危	224	41.33	385	34.47	609	36.71
	一种癌高危	128	23.62	361	32.32	489	29.48
	两种癌高危	97	17.90	188	16.83	285	17.18
	三种癌高危	72	13.28	129	11.55	201	12.12
	四种癌及以上高危	21	3.87	54	4.83	75	4.52
	合计	542	100.00	1117	100.00	1659	100.00
合计	非高危	5145	27.25	11631	36.80	16776	33.23
	一种癌高危	4889	25.89	7851	24.84	12740	25.23
	两种癌高危	3830	20.28	5661	17.91	9491	18.80
	三种癌高危	2993	15.85	2999	9.49	5992	11.87
	四种癌及以上高危	2024	10.72	3463	10.96	5487	10.87
		18881	100.00	31605	100.00	50486	100.00

二、多癌种高危人群性别分布

河北省2021—2022年度城市癌症早诊早治项目中，男性被评估为一种癌高危、两种癌高危、三种癌高危和四种及以上癌高危的人数依次为4889人、3830人、2993人和2024人，分别占河北省总评估男性人数的25.89%、20.28%、15.85%和10.72%。女性被评估为一种癌高危、两种癌高危、三种癌高危和四种及以上癌高危的人数依次为7851人、5661人、2999人和3463人，分别占河北省总评估女性人数的24.84%、17.91%、9.49%和10.96%。见表2-17，图2-21。

三、多癌种高危人群年龄分布

河北省2021—2022年度所有评估人群中，评估为一种癌高危的人群中，65~69岁组人数最多，为2916人，占评估为一种癌高危人数的22.89%；评估为两种癌高危的人群中，55~59岁年龄组构成人数最多，为2097人，占评估为两种癌高危人数的22.09%；评估为三种癌高危的人群中，是65~69岁年龄组构成人数最多，为1359人，占评估为三种癌高危人数的22.68%；评估为四种及以上癌高危的人群中，也是65~69岁年龄组构成人数最多，为1417人，占评估为四种癌及以上高危人数的25.82%。见表2-18，图2-22。

按年龄分层来看，各年龄组中，均是评估为一种癌高危的人数最多，均占其年龄组总体高危人数的34%以上，见表2-18，图2-22。

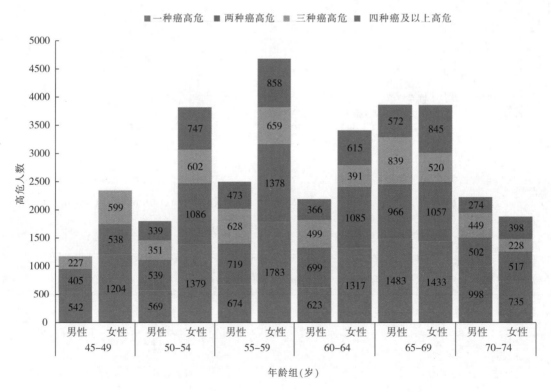

图2-22　2021—2022年度河北省城癌项目多癌种高危人群年龄分布

表2-18 2021—2022年度河北省城癌项目多癌种高危人群年龄分布

地区	年龄组（岁）	一种癌高危		两种癌高危		三种癌高危		四种癌及以上高危		合计	评估人数
		人数	比例(%)	人数	比例(%)	人数	比例(%)	人数	比例(%)		
石家庄市	45—49	1182	60.18	558	28.41	224	11.41	0	0	1964	3944
	50—54	1360	42.45	1108	34.58	401	12.52	335	10.46	3204	5301
	55—59	1882	41.77	1408	31.25	716	15.89	500	11.10	4506	6773
	60—64	1427	41.23	1199	34.64	483	13.96	352	10.17	3461	5468
	65—69	1932	45.85	1227	29.12	643	15.26	412	9.78	4214	6089
	70—74	1177	53.14	579	26.14	297	13.41	162	7.31	2215	3662
	合计	8960	45.80	6079	31.07	2764	14.13	1761	9.00	19564	31237
唐山市	45—49	425	31.48	341	25.26	584	43.26	0	0	1350	2014
	50—54	445	21.30	428	20.49	497	23.79	719	34.42	2089	2969
	55—59	482	19.76	623	25.54	521	21.36	813	33.33	2439	3432
	60—64	459	23.10	545	27.43	367	18.47	616	31.00	1987	2824
	65—69	943	27.83	764	22.54	687	20.27	995	29.36	3389	4064
	70—74	537	29.15	426	23.13	371	20.14	508	27.58	1842	2287
	合计	3291	25.13	3127	23.88	3027	23.11	3651	27.88	13096	17590
保定市	45—49	139	69.15	44	21.89	18	8.96	0	0	201	374
	50—54	143	44.83	89	27.90	55	17.24	32	10.03	319	488
	55—59	93	40.97	66	29.07	50	22.03	18	7.93	227	351
	60—64	54	36.73	40	27.21	40	27.21	13	8.84	147	207
	65—69	41	36.61	32	28.57	29	25.89	10	8.93	112	163
	70—74	19	43.18	14	31.82	9	20.45	2	4.55	44	76
	合计	489	46.57	285	27.14	201	19.14	75	7.14	1050	1659
合计	45—49	1746	49.67	943	26.83	826	23.50	0	0	3515	6332
	50—54	1948	34.71	1625	28.96	953	16.98	1086	19.35	5612	8758
	55—59	2457	34.26	2097	29.24	1287	17.94	1331	18.56	7172	10556
	60—64	1940	34.67	1784	31.89	890	15.91	981	17.53	5595	8499
	65—69	2916	37.80	2023	26.22	1359	17.62	1417	18.37	7715	10316
	70—74	1733	42.26	1019	24.85	677	16.51	672	16.39	4101	6025
		12740	37.79	9491	28.15	5992	17.78	5487	16.28	33710	50486

第六节　生物学检测结果基本情况

应国家项目办公室的要求，河北省问卷调查联合三项生物学检测共同进行风险评估，三项生物学检测包括乙型肝炎病毒表面抗原检测、幽门螺杆菌IgG抗体检测和便隐血检测。三项生物学试剂的检测原理如下：

乙型肝炎病毒表面抗原检测试剂(胶体金法)采用高度特异性的抗体抗原反应及免疫层析分析技术，试剂含有被预先固定于膜上测试区(T)的抗HBsAg抗体和包被在聚膜上的抗HBsAg抗体金标联结物。测试时，血标本滴入试剂加样处，血标本与预包被的金标颗粒结合的抗HBsAg抗体反应。然后，混合物随之在毛细效应下向上层析。如是阳性，乳胶抗体在层析过程中先与标本中的HBsAg结合，随后结合物会被固定在膜上的抗HBsAg抗体结合，在测试区内(T)会出现一条紫红条带。这条带是HBsAg抗体HBsAg–金标颗粒的复合物在膜上结合形成的。如是阴性，则测试区内(T)将没有紫红色条带出现。无论HBsAg抗原是否存在于标本血样中，抗HBsAg抗体金标联结物在层析过程中都会与被固定在膜上质控区内的羊抗鼠多克隆抗体结合，在质控区内(C)会出现一条紫红色条带。质控区内(C)所显现的紫红色条带是判定是否有足够标本，层析过程是否正常的标准，同时也作为试剂的内控标准。

幽门螺杆菌IgG抗体检测试剂(乳胶法)采用高度特异性的抗体抗原反应及免疫层析分析技术，试剂含有被预先固定于膜上测试区(T)的抗人IgG抗体和包被在聚酯膜上的幽门螺杆菌重组抗原乳胶结合物。测试时，全血/血清/血浆样本滴入试剂加样处与预包被的乳胶颗粒结合的幽门螺杆菌重组抗原反应。然后，混合物随之在毛细效应下向上层析。如果是阳性，乳胶–幽门螺杆菌重组抗原在层析过程中先与样本中的幽门螺杆菌抗体结合，随后结合物会被固定在膜上的抗人IgG抗体结合，在测试区内(T)会出现一条红色条带。这条带是抗人IgG抗体幽门螺杆菌抗体——幽门螺杆菌重组抗原乳胶颗粒的复合物在膜上结合形成的。如是阴性，则测试区内(T)将没有红色条带。无论幽门螺杆菌抗体是否存在于样本血样中，生物素–BSA乳胶结合物在层析过程中会被固定在膜上的链霉亲和素结合，在质控区内(C)会出现一条红色条带。质控区内(C)所显现的红色条带是判定是否有足够样本，层析过程是否正常的标准，同时也作为试剂的内控标准。

便隐血检测试剂(胶体金法)采用双抗体夹心法。测试时，液体进入检测槽，随之在毛细效应下向上层析。如样本中含有人血红蛋白，首先会和胶体金垫中的胶体金标记抗人血红蛋白抗体形成抗原–抗体复合物，进而通过检测区(T)时会被固定在检测区(T)抗人血红蛋白抗体所捕获，检测区(T)会出现一条紫红色条带，判定为阳性。如样本中不含有人血红蛋白，则检测区(T)将不会形成双抗夹心复合物，因此检测区(T)内将没有紫红色条带出现，则判定为阴性。无论人血红蛋白是否存在于样本中，质控区(C)内都会形成胶体金标记的鼠IgG–羊抗鼠多克隆抗体的复合物，进而出现一条紫红色条带。质控区内(C)所显现的紫红色条带是判定层析过程是否正常的标准，同时也作为试剂的内控标准。

2021—2022年度河北省共对50 486人完成三项生物学检测。共检出乙型肝炎病毒表面抗原阳性者1099人，阳性检出率为2.18%，男性阳性检出率为2.39%，女性阳性检出率为2.05%；共检出幽门螺杆菌IgG抗体阳性者4992人，阳性检出率为9.89%，男性阳性检出率为9.94%，女性阳性检出率为9.86%；共检出便隐血阳性者2652人，阳性检出率为5.25%，男性阳性检出率为6.03%，女性阳性检出率为4.79%。三项生物学检测试剂阳性检出率均是男性略高于女性，见表2-19。

表2-19　2021—2022年度河北省城癌项目三项生物学标志物检测阳性率分布

地区	年龄组（岁）	男性人数	女性人数	评估人数	HBsAg(+)				Hp(+)				FIT(+)			
					男性	女性	合计	阳性率(%)	男性	女性	合计	阳性率(%)	男性	女性	合计	阳性率(%)
石家庄市	45-49	1413	2531	3944	40	51	91	2.31	164	271	435	11.03	125	141	266	6.74
	50-54	1743	3558	5301	58	81	139	2.62	174	391	565	10.66	119	179	298	5.62
	55-59	2183	4590	6773	70	97	167	2.47	256	500	756	11.16	156	242	398	5.88
	60-64	2037	3431	5468	43	62	105	1.92	251	380	631	11.54	148	176	324	5.93
	65-69	2515	3574	6089	56	67	123	2.02	266	385	651	10.69	175	189	364	5.98
	70-74	1572	2090	3662	14	24	38	1.04	129	169	298	8.14	70	78	148	4.04
	合计	11463	19774	31237	281	382	663	2.12	1240	2096	3336	10.68	793	1005	1798	5.76
唐山市	45-49	756	1258	2014	13	29	42	2.09	40	78	118	5.86	49	73	122	6.06
	50-54	1121	1848	2969	32	57	89	3.00	78	153	231	7.78	78	130	208	7.01
	55-59	1238	2194	3432	38	58	96	2.80	125	205	330	9.62	92	110	202	5.89
	60-64	1056	1768	2824	23	18	41	1.45	96	135	231	8.18	32	46	78	2.76
	65-69	1707	2357	4064	24	35	59	1.45	128	171	299	7.36	35	58	93	2.29
	70-74	998	1289	2287	12	28	40	1.75	66	91	157	6.86	23	31	54	2.36
	合计	6876	10714	17590	142	225	367	2.09	533	833	1366	7.77	309	448	757	4.30
保定市	45-49	111	263	374	7	9	16	4.28	22	42	64	17.11	5	11	16	4.28
	50-54	148	340	488	12	10	22	4.51	29	59	88	18.03	13	23	36	7.38
	55-59	107	244	351	3	8	11	3.13	19	40	59	16.81	4	10	14	3.99
	60-64	84	123	207	2	5	7	3.38	15	23	38	18.36	9	6	15	7.25
	65-69	57	106	163	2	6	8	4.91	11	20	31	19.02	5	10	15	9.20
	70-74	35	41	76	2	3	5	6.58	7	3	10	13.16	0	1	1	1.32
	合计	542	1117	1659	28	41	69	4.16	103	187	290	17.48	36	61	97	5.85
合计	45-49	2280	4052	6332	60	89	149	2.35	226	391	617	9.74	179	225	404	6.38
	50-54	3012	5746	8758	102	148	250	2.85	281	603	884	10.09	210	332	542	6.19
	55-59	3528	7028	10556	111	163	274	2.60	400	745	1145	10.85	252	362	614	5.82
	60-64	3177	5322	8499	68	85	153	1.80	362	538	900	10.59	189	228	417	4.91
	65-69	4279	6037	10316	82	108	190	1.84	405	576	981	9.51	215	257	472	4.58
	70-74	2605	3420	6025	28	55	83	1.38	202	263	465	7.72	93	110	203	3.37
	合计	18881	31605	50486	451	648	1099	2.18	1876	3116	4992	9.89	1138	1514	2652	5.25

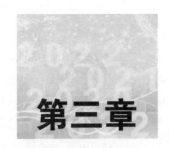

第三章

癌症筛查总体情况

城市癌症早诊早治项目针对通过"防癌风险评估系统"评估出的癌症高危人群，分别对其进行相应癌症的筛查工作(肺癌、乳腺癌、结直肠癌、上消化道癌和肝癌筛查)。在获取参与者的知情同意后，承担临床筛查任务的医院按照项目专家组制定的筛查流程开展相应的癌症筛查，检查结果反馈给筛查参与者，并给出相应的诊疗建议。河北省肿瘤防治办公室负责对数据进行汇总、核查和分析。

2021—2022年度河北省城市癌症早诊早治项目共完成筛查任务25 028人。按年度划分，2021年度和2022年度分别完成11 470人和13 558人，筛查任务量完成率分别为104.27%和112.98%，两年均超额完成国家下达的筛查任务量。以癌种划分，肺癌筛查人数最多，为8460人次(33.80%)，其他依次是乳腺癌筛查6172人次(24.66%)、结直肠癌筛查3636人次(14.53%)、肝癌筛查3507人次(14.01%)和上消化道癌筛查3253人次(13.00%)。按城市划分，在参与城市中，石家庄市癌症筛查总体完成16 115人次，构成比为64.39%；唐山市癌症筛查总体完成8113人次，构成比为32.42%；保定市癌症筛查总体完成800人次，构成比为3.20%。

肺癌筛查检出阳性结节者1230例，可疑肺癌95例，分别占参加肺癌筛查者的14.54%和1.12%；乳腺癌筛查检出阳性者(BI-RADS 4~5类)290例(占4.70%)，检出可疑阳性者(BI-RADS 3类)1761例(占28.53%)；结直肠癌筛查对1801人取活检进一步做病理检查，病理检查率为49.53%，共检出结直肠癌25例(占0.69%)和结直肠癌前病变255例(占7.01%)；上消化道癌筛查对1600人取活检做病理检查，病理检查率为49.19%，共检出上消化道癌12例(占0.37%)和上消化道高级别上皮内瘤变10例(占0.31%)；肝癌筛查检出肝占位16例(占0.46%)。

河北省城市癌症早诊早治项目2021—2022年度总体完成情况较好，历年均能超额完成国家规定的筛查任务量，共检出阳性病变患者3251例，检出率为12.99%，可疑癌或癌441例，检出率为1.76%。上述患者均接受了规范化的诊疗，取得了显著的社会效益。

一、整体设计

承担临床筛查任务的医院对《防癌风险评估问卷》调查和"防癌风险评估系统"评估出的肺癌、乳腺癌、结直肠癌、上消化道癌和肝癌高危人群进行相应癌症的筛查工作。主要工作流程包括：获取参与者知情同意、开展相应癌症筛查、获取检查信息并反馈给参与者、推荐诊疗建议、上报筛查数据和数据汇总及核查。五类癌症的筛查方法如下：①肺癌筛查：采用低剂量螺旋CT检查；②乳腺癌筛查：45~74岁妇女采用乳腺超声结合乳腺X线检查；③结直肠癌筛查：采用结肠镜结合病理学检查；④上消化道癌筛查：采用上消化道内镜结合病理学检查；⑤肝癌筛查：采用AFP检测结合腹部超声检查。见图3-1。

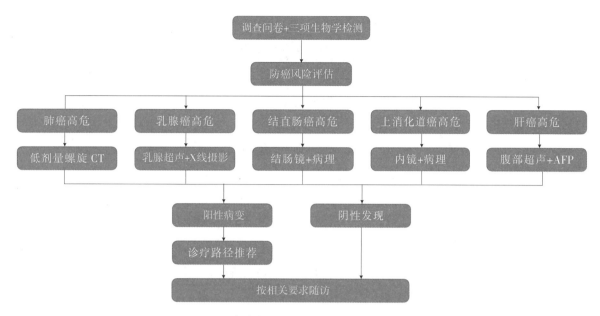

图3-1　河北省城市癌症早诊早治项目癌症筛查流程图

二、质量控制

各项目承担单位现场专业人员对各项检查的完整性和准确性进行一级质控，河北省肿瘤防治办公室数据质控人员对录入数据进行多轮核查以进行二级质控，国家项目办公室数据管理工作组对现场录入数据进行多轮核查以进行三级质控。对于影像学资料，河北省城市癌症早诊早治办公室影像学质控小组按统一标准对各癌种上报影像进行复阅以保证诊断的准确性。

三、数据管理与分析

河北省肿瘤防治办公室使用SAS 9.3进行数据整理、逻辑核查和数据分析。主要包括筛查完成数、阳性病变检出数和阳性病变分布特征等，按照整体及年龄、性别和城市等分层描述。

四、癌症筛查总体完成情况

2021—2022年度河北省城市癌症早诊早治项目共完成筛查任务量25 028人。分年度来看，2021年度和2022年度分别完成筛查11 470人和13 558人，筛查任务量完成率分别为104.27%和112.98%，两年均超额完成国家下达的筛查任务量。分癌种来看，肺癌筛查人数最多，为8460人次(33.80%)，其他依次是乳腺癌筛查6172人次(24.66%)、结直肠癌筛查3636人次(14.53%)、肝癌筛查3507人次(14.01%)和上消化道癌筛查3253人次(13.00%)。按城市划分，在参与城市中，石家庄市癌症筛查总体完成16 115人次，构成比为64.39%；唐山市癌症筛查总体完成8113人次，构成比为32.42%；保定市癌症筛查总体完成800人次，构成比为3.20%。分医院来看，完成筛查任务量最多的为河北医科大学第四医院，共计完成筛查5015人次，占河北省所有筛查任务量的20.04%，其次为唐山市人民医院、石家庄市第一医院、河北医科大学第一医院、开滦总医院、河北省胸科医院、河北省中医院和保定市第一中心医院，完成筛查任务量分别占17.58%、16.59%、15.49%、14.84%、8.69%、3.58%和3.20%。见表3-1a~c，图3-2a~c。

表3-1a 2021年度河北省城癌项目筛查完成情况

医院	肺癌	乳腺癌	肝癌	上消化道癌	结直肠癌	合计	任务量	完成率(%)
河北医科大学第四医院	896	600	252	379	420	2547	2500	101.88
河北医科大学第一医院	704	708	101	218	305	2036	1800	113.11
河北省胸科医院	276	120	242	68	43	749	1200	62.42
石家庄市第一医院	661	519	146	316	409	2051	2000	102.55
开滦总医院	590	407	514	257	235	2003	1500	133.53
唐山市人民医院	749	599	164	236	336	2084	2000	104.20
合计	3876	2953	1419	1474	1748	11470	11000	104.27

表3-1b 2022年度河北省城癌项目筛查完成情况

医院	肺癌	乳腺癌	肝癌	上消化道癌	结直肠癌	合计	任务量	完成率(%)
河北医科大学第四医院	815	584	207	424	438	2468	2300	107.30
河北医科大学第一医院	640	633	92	191	286	1842	1800	102.33
河北省胸科医院	533	235	475	136	46	1425	800	178.13
河北省中医院	˙309	110	280	83	115	897	800	112.13
石家庄市第一医院	602	409	184	398	507	2100	2000	105.00
开滦总医院	579	369	453	159	150	1710	1500	114.00
唐山市人民医院	829	681	366	236	204	2316	2000	115.80
保定市第一中医院	277	198	31	152	142	800	800	100.00
合计	4584	3219	2088	1779	1888	13558	12000	112.98

表3-1c 2021—2022年度河北省城癌项目筛查完成情况

医院	肺癌	乳腺癌	肝癌	上消化道癌	结直肠癌	合计	任务量	完成率(%)
河北医科大学第四医院	1711	1184	459	803	858	5015	4800	104.48
河北医科大学第一医院	1344	1341	193	409	591	3878	3600	107.72
河北省胸科医院	809	355	717	204	89	2174	2000	108.70
河北省中医院	309	110	280	83	115	897	800	112.13
石家庄市第一医院	1263	928	330	714	916	4151	4000	103.78
开滦总医院	1169	776	967	416	385	3713	3000	123.77
唐山市人民医院	1578	1280	530	472	540	4400	4000	110.00
保定市第一中医院	277	198	31	152	142	800	800	100.00
合计	8460	6172	3507	3253	3636	25028	23000	108.82

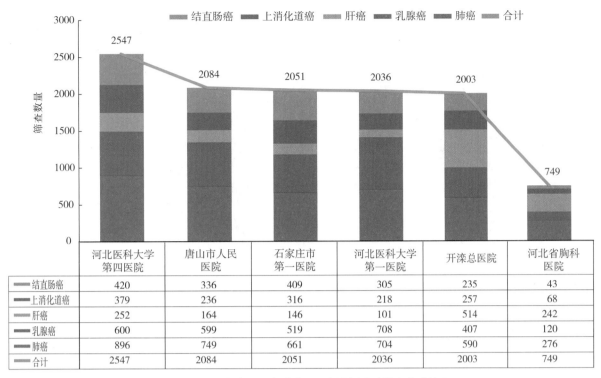

	河北医科大学 第四医院	唐山市人民 医院	石家庄市 第一医院	河北医科大学 第一医院	开滦总医院	河北省胸科 医院
结直肠癌	420	336	409	305	235	43
上消化道癌	379	236	316	218	257	68
肝癌	252	164	146	101	514	242
乳腺癌	600	599	519	708	407	120
肺癌	896	749	661	704	590	276
合计	2547	2084	2051	2036	2003	749

图3-2a 2021年度河北省城癌项目各承担医院筛查完成情况

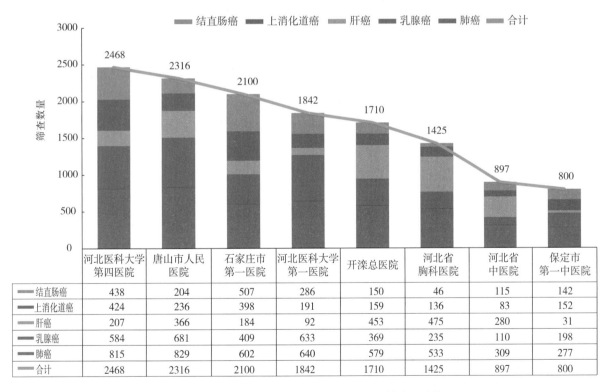

	河北医科大学 第四医院	唐山市人民 医院	石家庄市 第一医院	河北医科大学 第一医院	开滦总医院	河北省 胸科医院	河北省 中医院	保定市 第一中医院
结直肠癌	438	204	507	286	150	46	115	142
上消化道癌	424	236	398	191	159	136	83	152
肝癌	207	366	184	92	453	475	280	31
乳腺癌	584	681	409	633	369	235	110	198
肺癌	815	829	602	640	579	533	309	277
合计	2468	2316	2100	1842	1710	1425	897	800

图3-2b 2022年度河北省城癌项目各承担医院筛查完成情况

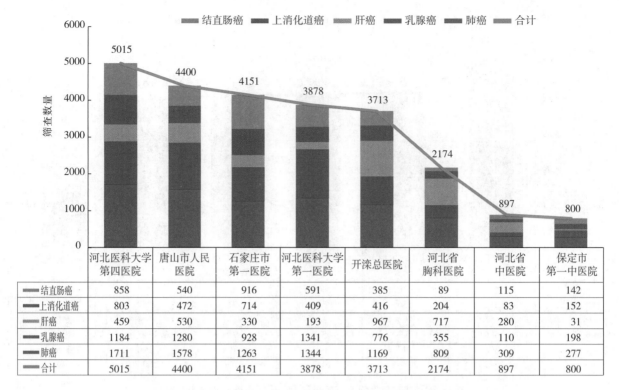

	河北医科大学第四医院	唐山市人民医院	石家庄市第一医院	河北医科大学第一医院	开滦总医院	河北省胸科医院	河北省中医院	保定市第一中医院
结直肠癌	858	540	916	591	385	89	115	142
上消化道癌	803	472	714	409	416	204	83	152
肝癌	459	530	330	193	967	717	280	31
乳腺癌	1184	1280	928	1341	776	355	110	198
肺癌	1711	1578	1263	1344	1169	809	309	277
合计	5015	4400	4151	3878	3713	2174	897	800

图3-2c　2021—2022年度河北省城癌项目各承担医院筛查完成情况

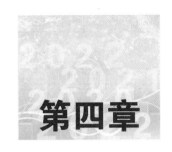

第四章

肺癌筛查

城市癌症早诊早治项目对《防癌风险评估问卷》调查和"防癌风险评估系统"评估出的肺癌高危人群进行肺部低剂量螺旋CT筛查。根据检查结果填写《"中国城市癌症早诊早治项目"肺癌低剂量螺旋CT筛查结果表》，由专人录入相关信息到"河北省癌症早诊早治平台"。

2021—2022年度，石家庄市、唐山市和保定市评估为肺癌高危人群17 896人，共有8460人参与了低剂量螺旋CT肺癌筛查，参与率为47.27%。其中，参加肺癌筛查的男性3375人，占比39.89%，参加了肺癌筛查的女性5085人，占比60.11%。从年龄分布来看，55~59岁年龄组人群所占比例较大，为27.41%。河北省肺癌筛查阳性结节共检出1230例，阳性率为14.54%，其中男性阳性率为16.36%，女性阳性率为13.33%。可疑肺癌检出95例，检出率为1.12%，男性和女性可疑肺癌检出率分别为1.10%和1.14%。按年龄分布看，阳性结节检出率随年龄增长而升高，由50~54岁年龄组的11.28%逐渐增至70~74岁年龄组的22.07%，可疑肺癌的检出率同样随年龄的增长而升高，从50~54岁年龄组的0.78%上升到70~74岁组的1.77%。从地区分布来看，石家庄市肺癌筛查阳性结节检出率为17.24%，唐山市肺癌筛查阳性结节检出率为8.81%，保定市肺癌筛查阳性结节检出率为18.41%。石家庄市、唐山市和保定市可疑肺癌检出率分别为1.27%、0.80%和1.44%。除肺结节外，低剂量CT筛查还发现了其他病变，如心脏异常、甲状腺异常和腹部异常等。

2021—2022年度河北省肺癌筛查总体完成情况较好，低剂量螺旋CT适合肺癌高危人群筛查，有助于早期发现肺内的阳性结节和可疑肺癌。阳性结节检出率是男性高于女性，可疑肺癌检出率是女性略高于男性，阳性结节和可疑肺癌的检出率均是高年龄组高于低年龄组。因此，老年人群的肺癌筛查要引起高度重视。除此之外，通过肺部低剂量螺旋CT筛查还发现了大量的其他病变，如纤维瘢痕、心脏异常和腹部异常等，提高了筛查的工作效益。

第一节　肺癌筛查方法及流程

城市癌症早诊早治项目对《防癌风险评估问卷》调查和"防癌风险评估系统"评估出的肺癌高危人群进行肺部低剂量螺旋CT肺癌筛查。收集参与者的检查信息，并由受过培训的专业人员填写记录表，包括《"中国城市癌症早诊早治项目"肺癌低剂量螺旋CT筛查结果表》和《肺癌低剂量螺旋CT诊断报告》。

肺癌筛查流程见图4-1，低剂量螺旋CT筛查阳性结节随访流程见图4-2。

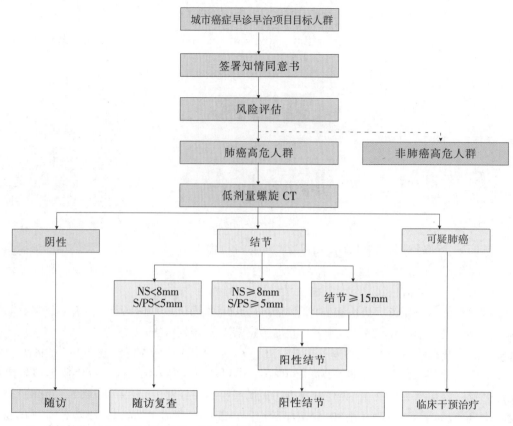

S：实性结节；PS：部分实性结节；NS：非实性结节

图4-1　肺癌筛查流程

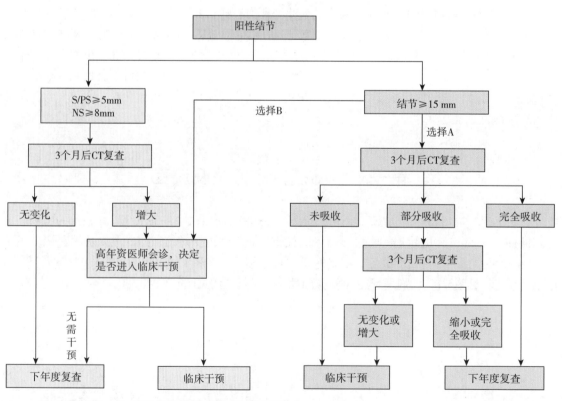

S：实性结节；PS：部分实性结节；NS：非实性结节

图4-2　低剂量螺旋CT筛查阳性结节随访流程

第二节 肺癌筛查参与人群基本情况

一、肺癌筛查的参与率情况

2021年度评估为肺癌高风险人群8236人，进行肺癌筛查3876人，参与率为47.06%；其中石家庄市和唐山市分别进行肺癌筛查2537人和1339人，参与率分别为55.15%和36.83%。2022年度评估为肺癌高风险人群9660人，进行肺癌筛查4584人，参与率为47.45%；其中石家庄市、唐山市和保定市分别进行肺癌筛查2899人、1408人和277人，参与率分别为61.22%、31.58%和59.44%。见表4-1。

2021—2022年度评估为肺癌高风险人群17 896人，进行肺癌筛查8460人，参与率为47.27%；其中石家庄市、唐山市和保定市参与率分别为58.23%、33.93%和59.44%，见表4-1。分性别分析，女性参与率(48.14%)略高于男性(46.02%)。随着年龄的增长，肺癌筛查参与率逐渐下降，从50~54岁的52.43%下降到70~74岁的36.70%，见表4-2和图4-3。

表4-1 2021—2022年度河北省城癌项目肺癌筛查参与率分布

医院	2021年度			2022年度			合计		
	高危人数	筛查人数	参与率(%)	高危人数	筛查人数	参与率(%)	高危人数	筛查人数	参与率(%)
石家庄市合计	4600	2537	55.15	4735	2899	61.22	9335	5436	58.23
河北医科大学第四医院	1647	896	54.40	1463	815	55.71	3110	1711	55.02
河北医科大学第一医院	944	704	74.58	815	640	78.53	1759	1344	76.41
河北省胸科医院	1054	276	26.19	1043	533	51.10	2097	809	38.58
石家庄市第一医院	955	661	69.21	980	602	61.43	1935	1263	65.27
河北省中医院	–	–	–	434	309	71.20	434	309	71.20
唐山市合计	3636	1339	36.83	4459	1408	31.58	8095	2747	33.93
开滦总医院	1813	590	32.54	2106	579	27.49	3919	1169	29.83
唐山市人民医院	1823	749	41.09	2353	829	35.23	4176	1578	37.79
保定市合计	–	–	–	466	277	59.44	466	277	59.44
保定市第一中心医院	–	–	–	466	277	59.44	466	277	59.44
合计	8236	3876	47.06	9660	4584	47.45	17896	8460	47.27

表4-2 2021—2022年度河北省城癌项目不同特征的肺癌筛查参与率

特征	2021年度			2022年度			合计		
	高危人数	筛查人数	参与率(%)	高危人数	筛查人数	参与率(%)	高危人数	筛查人数	参与率(%)
性别									
男性	3396	1544	45.47	3937	1831	46.51	7333	3375	46.02
女性	4840	2332	48.18	5723	2753	48.10	10563	5085	48.14
年龄组(岁)									
50-54	1593	767	48.15	1840	1033	56.14	3433	1800	52.43
55-59	2115	1055	49.88	2323	1264	54.41	4438	2319	52.25
60-64	1723	891	51.71	1805	937	51.91	3528	1828	51.81
65-69	1916	791	41.28	2420	929	38.39	4336	1720	39.67
70-74	889	372	41.84	1272	421	33.10	2161	793	36.70
吸烟情况									
从不吸烟	4099	2041	49.79	5452	2497	45.80	9551	4538	47.51
吸烟	3809	1663	43.66	3839	1870	48.71	7648	3533	46.20
曾吸烟	328	172	52.44	369	217	58.81	697	389	55.81
合计	8236	3876	47.06	9660	4584	47.45	17896	8460	47.27

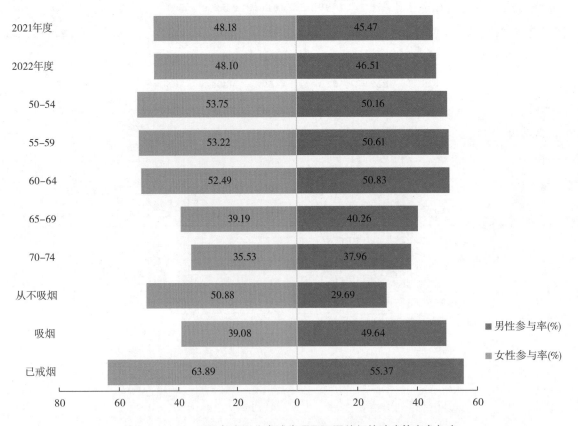

图4-3 2021—2022年度河北省城癌项目不同特征的肺癌筛查参与率

二、参加肺癌筛查人群性别分布

2021年度参加肺癌筛查的人群中，男性和女性分别为1544人和2332人，女性的参与人数高于男性，男女性别比为0.66，见表4-3a。2022年度参加肺癌筛查的男性和女性分别为1831人和2753人，男女性别比为0.67，见表4-3b。

2021—2022年度中参加肺癌筛查的人群中，分性别来看，男性和女性分别为3375人和5085人，女性的参与人数高于男性，男女性别比为0.66。分城市来看，石家庄市男性和女性接受肺癌筛查的人数分别为2109人和3327人，男女性别比为0.63；唐山市男性和女性接受肺癌筛查的人数分别为1167人和1580人，男女性别比为0.74；保定市男性和女性接受肺癌筛查的例数分别为99人和178人，男女性别比为0.56，见表4-3c。

表4-3a　2021年度河北省城癌项目肺癌筛查参与者性别分布

医院	男性		女性		合计	性别比
	筛查人数	比例(%)	筛查人数	比例(%)		
石家庄市合计	989	38.98	1548	61.02	2537	0.64
河北医科大学第四医院	389	43.42	507	56.58	896	0.77
河北医科大学第一医院	222	31.53	482	68.47	704	0.46
河北省胸科医院	117	42.39	159	57.61	276	0.74
石家庄市第一医院	261	39.49	400	60.51	661	0.65
唐山市合计	555	41.45	784	58.55	1339	0.71
开滦总医院	245	41.53	345	58.47	590	0.71
唐山市人民医院	310	41.39	439	58.61	749	0.71
合计	1544	39.83	2332	60.17	3876	0.66

表4-3b　2022年度河北省城癌项目肺癌筛查参与者性别分布

医院	男性		女性		合计	性别比
	筛查人数	比例(%)	筛查人数	比例(%)		
石家庄市合计	1120	38.63	1779	61.37	2899	0.63
河北医科大学第四医院	336	41.23	479	58.77	815	0.70
河北医科大学第一医院	211	32.97	429	67.03	640	0.49
河北省胸科医院	178	33.40	355	66.60	533	0.50
石家庄市第一医院	264	43.85	338	56.15	602	0.78
河北省中医院	131	42.39	178	57.61	309	0.74
唐山市合计	612	43.47	796	56.53	1408	0.77
开滦总医院	288	49.74	291	50.26	579	0.99
唐山市人民医院	324	39.08	505	60.92	829	0.64
保定市合计	99	35.74	178	64.26	277	0.56
保定市第一中心医院	99	35.74	178	64.26	277	0.56
合计	1831	39.94	2753	60.06	4584	0.67

表4-3c 2021—2022年度河北省城癌项目肺癌筛查参与者性别分布

医院	男性		女性		合计	性别比
	筛查人数	比例(%)	筛查人数	比例(%)		
石家庄市合计	2109	38.80	3327	61.20	5436	0.63
河北医科大学第四医院	725	42.37	986	57.63	1711	0.74
河北医科大学第一医院	433	32.22	911	67.78	1344	0.48
河北省胸科医院	295	36.46	514	63.54	809	0.57
石家庄市第一医院	525	41.57	738	58.43	1263	0.71
河北省中医院	131	42.39	178	57.61	309	0.74
唐山市合计	1167	42.48	1580	57.52	2747	0.74
开滦总医院	533	45.59	636	54.41	1169	0.84
唐山市人民医院	634	40.18	944	59.82	1578	0.67
保定市合计	99	35.74	178	64.26	277	0.56
保定市第一中心医院	99	35.74	178	64.26	277	0.56
合计	3375	39.89	5085	60.11	8460	0.66

三、参加肺癌筛查人群的年龄分布

2021年度，河北省共有3876人参加肺癌筛查，其中55~59岁年龄组参与人数最多，为1055人，占27.22%，而70~74岁年龄组人数最少，为372人，占9.60%，见表4-4a。2022年度，河北省共有4584人参加肺癌筛查，其中55~59岁年龄组参与人数最多，为1264人，占27.57%，70~74岁年龄组参与人最少，为421人，占9.18%，见表4-4b。

2021—2022年度中，河北省共有8460人参加肺癌筛查，其中55~59岁年龄组参与人数最多，为2319人，占27.41%，而70~74岁年龄组人数最少，为793人，占9.37%。分城市来看，石家庄市参加肺癌筛查人群中，55~59岁年龄组参与人数最多，为1555人，占28.61%，70~74岁年龄组人数最少，为470人，占8.65%；唐山市参加肺癌的筛查人群中，55~59岁年龄组参与人数最多，为691人，占25.15%，70~74岁年龄组人数最少，为311人，占11.32%；保定市参加肺癌的筛查人群中，50~54岁年龄组参与人数最多，为98人，占35.38%，而70~74岁年龄组人数最少，为12人，占4.33%，见表4-4c。

表4-4a　2021年度河北省城癌项目肺癌筛查参与者年龄分布

医院	50-54		55-59		60-64		65-69		70-74		合计
	人数	比例(%)	人数	比例(%)	人数	比例(%)	人数	比例(%)	人数	比例(%)	
石家庄市合计	493	19.43	703	27.71	617	24.32	493	19.43	231	9.11	2537
河北医科大学第四医院	158	17.63	219	24.44	223	24.89	207	23.10	89	9.93	896
河北医科大学第一医院	155	22.02	195	27.70	168	23.86	126	17.90	60	8.52	704
河北省胸科医院	62	22.46	93	33.70	54	19.57	41	14.86	26	9.42	276
石家庄市第一医院	118	17.85	196	29.65	172	26.02	119	18.00	56	8.47	661
唐山市合计	274	20.46	352	26.29	274	20.46	298	22.26	141	10.53	1339
开滦总医院	157	26.61	185	31.36	109	18.47	92	15.59	47	7.97	590
唐山市人民医院	117	15.62	167	22.30	165	22.03	206	27.50	94	12.55	749
合计	767	19.79	1055	27.22	891	22.99	791	20.41	372	9.60	3876

表4-4b　2022年度河北省城癌项目肺癌筛查参与者年龄分布

医院	50-54		55-59		60-64		65-69		70-74		合计
	人数	比例(%)	人数	比例(%)	人数	比例(%)	人数	比例(%)	人数	比例(%)	
石家庄市合计	597	20.59	852	29.39	611	21.08	600	20.70	239	8.24	2899
河北医科大学第四医院	169	20.74	227	27.85	168	20.61	180	22.09	71	8.71	815
河北医科大学第一医院	137	21.41	192	30.00	146	22.81	114	17.81	51	7.97	640
河北省胸科医院	104	19.51	154	28.89	115	21.58	113	21.20	47	8.82	533
石家庄市第一医院	96	15.95	199	33.06	120	19.93	139	23.09	48	7.97	602
河北省中医院	91	29.45	80	25.89	62	20.06	54	17.48	22	7.12	309
唐山市合计	338	24.01	339	24.08	268	19.03	293	20.81	170	12.07	1408
开滦总医院	137	23.66	124	21.42	96	16.58	136	23.49	86	14.85	579
唐山市人民医院	201	24.25	215	25.93	172	20.75	157	18.94	84	10.13	829
保定市合计	98	35.38	73	26.35	58	20.94	36	13.00	12	4.33	277
保定市第一中心医院	98	35.38	73	26.35	58	20.94	36	13.00	12	4.33	277
合计	1033	22.53	1264	27.57	937	20.44	929	20.27	421	9.18	4584

表4-4c 2021—2022年度河北省城癌项目肺癌筛查参与者年龄分布

医院	50-54		55-59		60-64		65-69		70-74		合计
	人数	比例(%)	人数	比例(%)	人数	比例(%)	人数	比例(%)	人数	比例(%)	
石家庄市合计	1090	20.05	1555	28.61	1228	22.59	1093	20.11	470	8.65	5436
河北医科大学第四医院	327	19.11	446	26.07	391	22.85	387	22.62	160	9.35	1711
河北医科大学第一医院	292	21.73	387	28.79	314	23.36	240	17.86	111	8.26	1344
河北省胸科医院	166	20.52	247	30.53	169	20.89	154	19.04	73	9.02	809
石家庄市第一医院	214	16.94	395	31.27	292	23.12	258	20.43	104	8.23	1263
河北省中医院	91	29.45	80	25.89	62	20.06	54	17.48	22	7.12	309
唐山市合计	612	22.28	691	25.15	542	19.73	591	21.51	311	11.32	2747
开滦总医院	294	25.15	309	26.43	205	17.54	228	19.50	133	11.38	1169
唐山市人民医院	318	20.15	382	24.21	337	21.36	363	23.00	178	11.28	1578
保定市合计	98	35.38	73	26.35	58	20.94	36	13.00	12	4.33	277
保定市第一中心医院	98	35.38	73	26.35	58	20.94	36	13.00	12	4.33	277
合计	1800	21.28	2319	27.41	1828	21.61	1720	20.33	793	9.37	8460

第三节　肺癌筛查检出情况

一、各年度肺癌筛查阳性结节及可疑肺癌检出情况

2021年度，河北省城市癌症早诊早治项目参加肺癌筛查的人群中，共检出肺阳性结节495例，检出率为12.77%，检出可疑肺癌49例，检出率为1.26%。分城市来看，石家庄市共检出肺阳性结节384例，检出率为15.14%，检出可疑肺癌36例，检出率为1.42%；唐山市检出肺阳性结节111例，检出率为8.29%，检出可疑肺癌13例，检出率为0.97%。分医院来看，阳性结节检出率最高的为河北医科大学第四医院，检出率为22.77%，检出率最低的为河北省胸科医院，检出率为2.54%；可疑肺癌检出率最高的为河北省胸科医院，检出率为2.54%，检出率最低的为石家庄市第一医院，检出率为0.45%。见表4-5a。

2022年度，河北省城市癌症早诊早治项目参加肺癌筛查的人群中，共检出肺阳性结节735例，检出率为16.03%，检出可疑肺癌46例，检出率为1.00%。分城市来看，石家庄市共检出肺阳性结节553例，检出率为19.08%，检出可疑肺癌33例，检出率为1.14%；唐山市检出肺阳性结节131例，检出率为9.30%，检出可疑肺癌9例，检出率为0.64%；保定市检出肺阳性结节51例，检出率为18.41%，检出可疑肺癌4例，检出率为1.44%。分医院来看，阳性结节检出率最高的为河北医科大学第四医院，检出率为39.63%，检出率最低的为河北省胸科医院，检出率为2.81%；可疑肺癌检出率最高的为河北医科大学第一医院，检出率为1.88%，检出率最低的为石家庄市第一医院，无检出病例。见表4-5b。

2021—2022年度中，河北省城市癌症早诊早治项目参加肺癌筛查的人群中，共检出肺阳性结节1230例，检出率为14.54%，检出可疑肺癌95例，检出率为1.12%。分城市来看，石家庄市共检出肺阳性结节937例，检出率为17.24%，检出可疑肺癌69例，检出率为1.27%；唐山市检出肺阳性结节242例，检出率为8.81%，检出可疑肺癌22例，检出率为0.80%；保定市检出肺阳性结节51例，检出率为18.41%，检出可疑肺癌4例，检出率为1.44%。分医院来看，阳性结节检出率最高的为河北医科大学第四医院，检出率为30.80%，检出率最低的为河北省胸科医院，检出率为2.72%，可疑肺癌检出率最高的也是河北医科大学第四医院，检出率为1.81%，检出率最低的为石家庄市第一医院，检出率为0.24%。见表4-5c。

表4-5a　2021年度河北省城癌项目各承担医院肺癌筛查结果

医院	筛查人数	阳性结节		可疑癌	
		例数	检出率(%)	例数	检出率(%)
石家庄市合计	2537	384	15.14	36	1.42
河北医科大学第四医院	896	204	22.77	18	2.01
河北医科大学第一医院	704	99	14.06	8	1.14
河北省胸科医院	276	7	2.54	7	2.54
石家庄市第一医院	661	74	11.20	3	0.45
唐山市合计	1339	111	8.29	13	0.97
开滦总医院	590	31	5.25	8	1.36
唐山市人民医院	749	80	10.68	5	0.67
合计	3876	495	12.77	49	1.26

表4-5b　2022年度河北省城癌项目各承担医院肺癌筛查结果

医院	筛查人数	阳性结节		可疑癌	
		例数	检出率(%)	例数	检出率(%)
石家庄市合计	2899	553	19.08	33	1.14
河北医科大学第四医院	815	323	39.63	13	1.60
河北医科大学第一医院	640	98	15.31	12	1.88
河北省胸科医院	533	15	2.81	5	0.94
石家庄市第一医院	602	69	11.46	0	0
河北省中医院	309	48	15.53	3	0.97
唐山市合计	1408	131	9.30	9	0.64
开滦总医院	579	37	6.39	4	0.69
唐山市人民医院	829	94	11.34	5	0.60
保定市合计	277	51	18.41	4	1.44
保定市第一中心医院	277	51	18.41	4	1.44
合计	4584	735	16.03	46	1.00

表4-5c　2021—2022年度河北省城癌项目各承担医院肺癌筛查结果

医院	筛查人数	阳性结节		可疑癌	
		例数	检出率(%)	例数	检出率(%)
石家庄市合计	5436	937	17.24	69	1.27
河北医科大学第四医院	1711	527	30.80	31	1.81
河北医科大学第一医院	1344	197	14.66	20	1.49
河北省胸科医院	809	22	2.72	12	1.48
石家庄市第一医院	1263	143	11.32	3	0.24
河北省中医院	309	48	15.53	3	0.97
唐山市合计	2747	242	8.81	22	0.80
开滦总医院	1169	68	5.82	12	1.03
唐山市人民医院	1578	174	11.03	10	0.63
保定市合计	277	51	18.41	4	1.44
保定市第一中心医院	277	51	18.41	4	1.44
合计	8460	1230	14.54	95	1.12

二、肺癌筛查阳性结节及可疑肺癌检出的性别和年龄分布

2021年度河北省城市癌症早诊早治项目肺癌筛查结果中，分性别来看，男性共检出肺阳性结节和可疑肺癌223例和19例，检出率分别为14.44%和1.23%，女性共检出阳性结节和可疑肺癌272例和30例，检出率分别为11.66%和1.29%。分年龄来看，阳性结节检出率随着年龄的增长而增加，检出率最高组别为70~74岁组，达到18.82%。可疑肺癌检出率相对较高的年龄组为55~59岁和65~69岁，检出率分别为1.33%和1.90%。见表4-6a，图4-4a。

2022年度河北省城市癌症早诊早治项目肺癌筛查结果中，分性别来看，男性共检出肺阳性结节和可疑肺癌329例和18例，检出率分别为17.97%和0.98%，女性共检出阳性结节和可疑肺癌406例和28例，检出率分别为14.75%和1.02%，男性肺阳性结节检出率高于女性，可疑癌检出率女性略高于男性。分年龄来看，阳性结节和可疑肺癌的检出率呈现随着年龄的增长而升高的趋势，阳性结节检出率在70~74岁组达到高峰，为24.94%，可疑肺癌检出率从50~54岁组的0.68%升高至70~74岁组的2.38%。见表4-6b，图4-4b。

2021—2022年度中河北省城市癌症早诊早治项目肺癌筛查结果中，分性别来看，男性共检出肺阳性结节和可疑肺癌552例和37例，检出率分别为16.36%和1.10%，女性共检出阳性结节和可疑肺癌678例和58例，检出率分别为13.33%和1.14%，肺阳性结节的检出率为男性高于女性，可疑肺癌的检出率女性略高于男性。分年龄来看，阳性结节和可疑肺癌的检出率有随着年龄的增长而升高的趋势，阳性结节检出率从50~54岁组的11.28%升高至70~74岁组的22.07%，可疑肺癌检出率从50~54岁组的0.78%上升到70~74岁组的1.77%。见表4-6c，图4-4c。

表4-6a　2021年度河北省城癌项目肺癌筛查分性别、年龄及吸烟状况检出情况

特征	筛查人数	阳性结节		可疑癌	
		例数	检出率(%)	例数	检出率(%)
性别					
男性	1544	223	14.44	19	1.23
女性	2332	272	11.66	30	1.29
年龄组(岁)					
50–54	767	69	9.00	7	0.91
55–59	1055	106	10.05	14	1.33
60–64	891	113	12.68	9	1.01
65–69	791	137	17.32	15	1.90
70–74	372	70	18.82	4	1.08
吸烟状态					
从不吸烟	2041	261	12.79	25	1.22
吸烟	1663	195	11.73	23	1.38
已戒烟	172	39	22.67	1	0.58
合计	3876	495	12.77	49	1.26

表4-6b　2022年度河北省城癌项目肺癌筛查分性别、年龄及吸烟状况检出情况

特征	筛查人数	阳性结节		可疑癌	
		例数	检出率(%)	例数	检出率(%)
性别					
男性	1831	329	17.97	18	0.98
女性	2753	406	14.75	28	1.02
年龄组(岁)					
50–54	1033	134	12.97	7	0.68
55–59	1264	180	14.24	9	0.71
60–64	937	161	17.18	12	1.28
65–69	929	155	16.68	8	0.86
70–74	421	105	24.94	10	2.38
吸烟状态					
从不吸烟	2497	590	23.63	25	1.00
吸烟	1870	123	6.58	18	0.96
已戒烟	217	22	10.14	3	1.38
合计	4584	735	16.03	46	1.00

表4-6c　2021—2022年度河北省城癌项目肺癌筛查分性别、年龄及吸烟状况检出情况

特征	筛查人数	阳性结节		可疑癌	
		例数	检出率(%)	例数	检出率(%)
性别					
男性	3375	552	16.36	37	1.10
女性	5085	678	13.33	58	1.14
年龄组(岁)					
50-54	1800	203	11.28	14	0.78
55-59	2319	286	12.33	23	0.99
60-64	1828	274	14.99	21	1.15
65-69	1720	292	16.98	23	1.34
70-74	793	175	22.07	14	1.77
吸烟状态					
从不吸烟	4538	666	14.68	50	1.10
吸烟	3533	460	13.02	41	1.16
已戒烟	389	104	26.74	4	1.03
合计	8460	1230	14.54	95	1.12

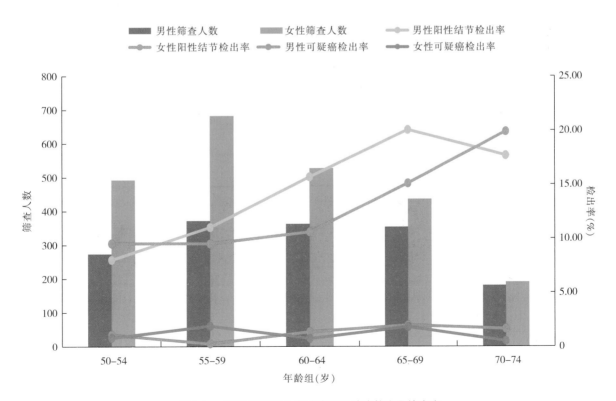

图4-4a　2021年度河北省城癌项目肺癌筛查及检出率

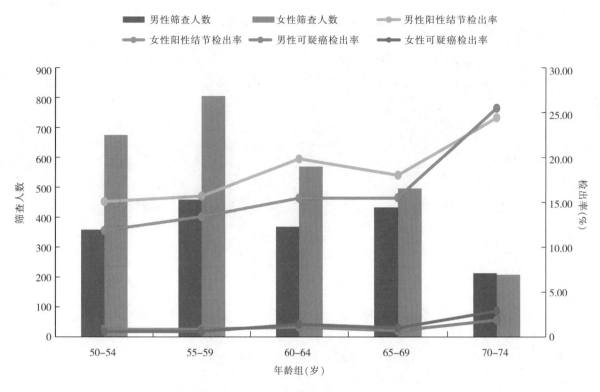

图4-4b　2022年度河北省城癌项目肺癌筛查及检出率

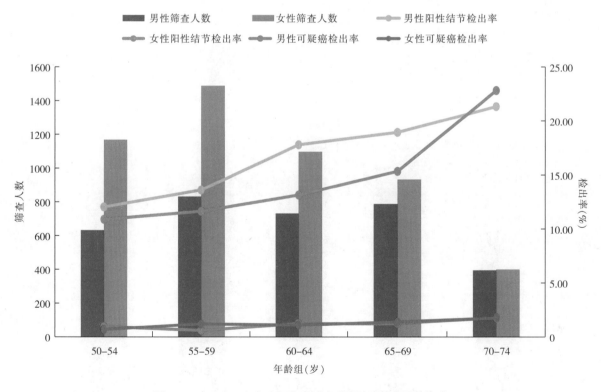

图4-4c　2021—2022年度河北省城癌项目肺癌筛查及检出率

三、肺癌筛查除阳性结节外的其他病变检出情况

2021年度，根据《低剂量螺旋CT筛查结果表》可以发现除肺结节以外的其他病变，其中以纤维瘢痕最多，为1372例(35.40%)，其次为冠状动脉钙化1164例(30.03%)、腹部异常748例(19.30%)、心脏异常574例(14.81%)、胸膜异常268例(6.91%)、肺大疱261例(6.73%)、甲状腺异常233例(6.01%)、肺气肿227例(5.86%)、骨质异常128例(3.30%)、乳腺异常108例(2.79%)、肺间质纤维化47例(1.21%)、肺囊肿23例(0.59%)、小气道病变17例(0.44%)和肺不张16例(0.41%)，见表4-7a。

2022年度，根据《低剂量螺旋CT筛查结果表》可以发现除肺结节以外的其他病变，其中也是以纤维瘢痕最多，为1396例(30.45%)，其次为冠状动脉钙化1391例(30.34%)、腹部异常928例(20.24%)、心脏异常726例(15.84%)、胸膜异常333例(7.26%)、肺大疱323例(7.05%)、肺气肿321例(7.00%)、甲状腺异常264例(5.76%)、骨质异常145例(3.16%)、乳腺异常101例(2.20%)、肺间质纤维化83例(1.81%)、肺不张37例(0.81%)、肺囊肿15例(0.33%)和小气道病变13例(0.28%)，见表4-7b。

2021—2022年度中，根据《低剂量螺旋CT筛查结果表》可以发现除肺结节以外的其他病变，其中也是以纤维瘢痕最多，为2768例(32.72%)，其次为冠状动脉钙化2555例(30.20%)、腹部异常1676例(19.81%)、心脏异常1300例(15.37%)、胸膜异常601例(7.10%)、肺大疱584例(6.90%)、肺气肿548例(6.48%)、甲状腺异常497例(5.87%)、骨质异常273例(3.23%)、乳腺异常209例(2.47%)、肺间质纤维化130例(1.54%)、肺不张53例(0.63%)、肺囊肿38例(0.45%)和小气道病变30例(0.35%)，见表4-7c。

河北省城市癌症早诊早治项目，通过肺部低剂量螺旋CT筛查不但可以发现肺部病变，还可以发现心脏异常，如心脏大小形态异常、主动脉及冠脉钙化斑以及异常密度影等。

四、结　论

2021—2022年度河北省肺癌筛查总体完成情况较好，唐山市地区的肺癌筛查参与率较低，有待于进一步加强。低剂量螺旋CT适合肺癌高危人群筛查，有助于早期发现肺内的阳性结节和可疑肺癌。通过肺部低剂量螺旋CT筛查，发现男性阳性结节检出率高于女性，女性可疑肺癌检出率略高于男性。随着年龄增长，阳性病例检出率逐渐增加，这与河北省肺癌发病率在45~74岁呈现逐渐升高的趋势相一致。因此，提示肺癌筛查在高年龄组高危人群中更具有应用效果，应加强对老年人群的肺癌筛查力度。除了阳性病例的检出外，通过筛查还发现了大量的其他病变，如纤维瘢痕、心脏异常和腹部异常等，提高了肺癌筛查的工作效益。

表4-7a 2021年度河北省城癌项目肺癌筛查除肺结节外的其他病变检出情况

病变	石家庄市						唐山市						合计					
	男性		女性		合计		男性		女性		合计		男性		女性		合计	
	例数	比例(%)	例数	比例(%)	例数	比例(%)	例数	比例(%)	例数	比例(%)	例数	比例(%)	例数	比例(%)	例数	比例(%)	人数	比例(%)
肺气肿	99	10.01	18	1.16	117	4.61	75	13.51	35	4.46	110	8.22	174	11.27	53	2.27	227	5.86
肺囊肿	9	0.91	10	0.65	19	0.75	1	0.18	3	0.38	4	0.30	10	0.65	13	0.56	23	0.59
纤维瘢痕	344	34.78	579	37.40	923	36.38	184	33.15	265	33.80	449	33.53	528	34.20	844	36.19	1372	35.40
肺不张	5	0.51	10	0.65	15	0.59	0	0	1	0.13	1	0.07	5	0.32	11	0.47	16	0.41
肺大疱	113	11.43	89	5.75	202	7.96	36	6.49	23	2.93	59	4.41	149	9.65	112	4.80	261	6.73
肺间质纤维化	20	2.02	22	1.42	42	1.66	3	0.54	2	0.26	5	0.37	23	1.49	24	1.03	47	1.21
小气道病变	6	0.61	11	0.71	17	0.67	0	0	0	0	0	0	6	0.39	11	0.47	17	0.44
胸膜异常	93	9.40	117	7.56	210	8.28	26	4.68	32	4.08	58	4.33	119	7.71	149	6.39	268	6.91
冠状动脉钙化	378	38.22	387	25.00	765	30.15	226	40.72	173	22.07	399	29.80	604	39.12	560	24.01	1164	30.03
心脏异常	195	19.72	331	21.38	526	20.73	20	3.60	28	3.57	48	3.58	215	13.92	359	15.39	574	14.81
甲状腺异常	60	6.07	157	10.14	217	8.55	4	0.72	12	1.53	16	1.19	64	4.15	169	7.25	233	6.01
乳腺异常	0	0.00	87	5.62	87	3.43	0	0	21	2.68	21	1.57	0	0.00	108	4.63	108	2.79
腹部异常	271	27.40	447	28.88	718	28.30	15	2.70	15	1.91	30	2.24	286	18.52	462	19.81	748	19.30
骨质异常	49	4.95	61	3.94	110	4.34	10	1.80	8	1.02	18	1.34	59	3.82	69	2.96	128	3.30

表4-7b　2022年度河北省城癌项目肺癌筛查除肺结节外的其他病变检出情况

病变	石家庄市 男性 例数	比例(%)	石家庄市 女性 例数	比例(%)	石家庄市 合计 例数	比例(%)	唐山市 男性 例数	比例(%)	唐山市 女性 例数	比例(%)	唐山市 合计 例数	比例(%)	保定市 男性 例数	比例(%)	保定市 女性 人数	比例(%)	保定市 合计 人数	比例(%)	合计 男性 人数	比例(%)	合计 女性 人数	比例(%)	合计 合计 人数	比例(%)
肺气肿	165	14.73	28	1.57	193	6.66	65	10.62	19	2.39	84	5.97	33	33.33	11	6.18	44	15.88	263	14.36	58	2.11	321	7.00
肺囊肿	7	0.63	4	0.22	11	0.38	1	0.16	1	0.13	2	0.14	2	2.02	0	0.00	2	0.72	10	0.55	5	0.18	15	0.33
纤维瘢痕	291	25.98	525	29.51	816	28.15	187	30.56	253	31.78	440	31.25	53	53.54	87	48.88	140	50.54	531	29.00	865	31.42	1396	30.45
肺不张	13	1.16	18	1.01	31	1.07	3	0.49	1	0.13	4	0.28	1	1.01	1	0.56	2	0.72	17	0.93	20	0.73	37	0.81
肺大疱	134	11.96	81	4.55	215	7.42	52	8.50	39	4.90	91	6.46	10	10.10	7	3.93	17	6.14	196	10.70	127	4.61	323	7.05
肺间质纤维化	27	2.41	21	1.18	48	1.66	1	0.16	3	0.38	4	0.28	13	13.13	18	10.11	31	11.19	41	2.24	42	1.53	83	1.81
小气道病变	3	0.27	5	0.28	8	0.28	3	0.49	0	0	3	0.21	1	1.01	1	0.56	2	0.72	7	0.38	6	0.22	13	0.28
胸膜异常	128	11.43	160	8.99	288	9.93	9	1.47	7	0.88	16	1.14	11	11.11	18	10.11	29	10.47	148	8.08	185	6.72	333	7.26
冠状动脉钙化	463	41.34	416	23.38	879	30.32	228	37.25	191	23.99	419	29.76	48	48.48	45	25.28	93	33.57	739	40.36	652	23.68	1391	30.34
心脏异常	258	23.04	343	19.28	601	20.73	20	3.27	15	1.88	35	2.49	33	33.33	57	32.02	90	32.49	311	16.99	415	15.07	726	15.84
甲状腺异常	55	4.91	167	9.39	222	7.66	8	1.31	9	1.13	17	1.21	5	5.05	20	11.24	25	9.03	68	3.71	196	7.12	264	5.76
乳腺异常	2	0.18	86	4.83	88	3.04	0	0	7	0.88	7	0.50	0	0.00	6	3.37	6	2.17	2	0.11	99	3.60	101	2.20
腹部异常	353	31.52	482	27.09	835	28.80	6	0.98	14	1.76	20	1.42	27	27.27	46	25.84	73	26.35	386	21.08	542	19.69	928	20.24
骨质异常	42	3.75	76	4.27	118	4.07	4	0.65	3	0.38	7	0.50	10	10.10	10	5.62	20	7.22	56	3.06	89	3.23	145	3.16

表4-7c 2021—2022年度河北省城项目肺癌筛查除肺结节外的其他病变检出情况

病变	石家庄市 男性 例数	比例(%)	石家庄市 女性 例数	比例(%)	石家庄市 合计 例数	比例(%)	唐山市 男性 例数	比例(%)	唐山市 女性 例数	比例(%)	唐山市 合计 例数	比例(%)	保定市 男性 例数	比例(%)	保定市 女性 人数	比例(%)	保定市 合计 人数	比例(%)	合计 男性 人数	比例(%)	合计 女性 人数	比例(%)	合计 合计 人数	比例(%)
肺气肿	264	12.52	46	1.38	310	5.70	140	12.00	54	3.42	194	7.06	33	33.33	11	6.18	44	15.88	437	12.95	111	2.18	548	6.48
肺囊肿	16	0.76	14	0.42	30	0.55	2	0.17	4	0.25	6	0.22	2	2.02	0	0.00	2	0.72	20	0.59	18	0.35	38	0.45
纤维瘢痕	635	30.11	1104	33.18	1739	31.99	371	31.79	518	32.78	889	32.36	53	53.54	87	48.88	140	50.54	1059	31.38	1709	33.61	2768	32.72
肺不张	18	0.85	28	0.84	46	0.85	3	0.26	2	0.13	5	0.18	1	1.01	1	0.56	2	0.72	22	0.65	31	0.61	53	0.63
肺大疱	247	11.71	170	5.11	417	7.67	88	7.54	62	3.92	150	5.46	10	10.10	7	3.93	17	6.14	345	10.22	239	4.70	584	6.90
肺间质纤维化	47	2.23	43	1.29	90	1.66	4	0.34	5	0.32	9	0.33	13	13.13	18	10.11	31	11.19	64	1.90	66	1.30	130	1.54
小气道病变	9	0.43	16	0.48	25	0.46	3	0.26	0	0.00	3	0.11	1	1.01	1	0.56	2	0.72	13	0.39	17	0.33	30	0.35
胸膜异常	221	10.48	277	8.33	498	9.16	35	3.00	39	2.47	74	2.69	11	11.11	18	10.11	29	10.47	267	7.91	334	6.57	601	7.10
冠状动脉钙化	841	39.88	803	24.14	1644	30.24	454	38.90	364	23.04	818	29.78	48	48.48	45	25.28	93	33.57	1343	39.79	1212	23.83	2555	30.20
心脏异常	453	21.48	674	20.26	1127	20.73	40	3.43	43	2.72	83	3.02	33	33.33	57	32.02	90	32.49	526	15.59	774	15.22	1300	15.37
甲状腺异常	115	5.45	324	9.74	439	8.08	12	1.03	21	1.33	33	1.20	5	5.05	20	11.24	25	9.03	132	3.91	365	7.18	497	5.87
乳腺异常	2	0.09	173	5.20	175	3.22	0	0	28	1.77	28	1.02	0	0	6	3.37	6	2.17	2	0.06	207	4.07	209	2.47
腹部异常	624	29.59	929	27.92	1553	28.57	21	1.80	29	1.84	50	1.82	27	27.27	46	25.84	73	26.35	672	19.91	1004	19.74	1676	19.81
骨质异常	91	4.31	137	4.12	228	4.19	14	1.20	11	0.70	25	0.91	10	10.10	10	5.62	20	7.22	115	3.41	158	3.11	273	3.23

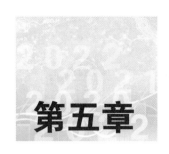

第五章

乳腺癌筛查

城市癌症早诊早治项目在《防癌风险评估问卷》调查和"防癌风险评估系统"评估出的乳腺癌高危人群中行乳腺超声加乳腺X线摄影检查。根据检查结果填写《乳腺癌筛查超声检测记录表》和《乳腺X线摄影报告记录表》。两种检查均以BI-RADS分类作为主要检查结果，若同一人参加两项检查，则以两种检查结果中病变程度较重者作为该参加者的最终检查结果。BI-RADS 4类和5类定义为筛查阳性，BI-RADS 3类定义为筛查可疑阳性。表格由专业人员录入《河北省癌症早诊早治平台》。

2021—2022年度河北省城市癌症早诊早治项目中，共有6172人参与了乳腺癌筛查，其中发现阳性病例290例(占4.70%)，发现可疑阳性例数1761例(占28.53%)。从年龄上看，45~49岁年龄组阳性率最高(5.74%)，50~54岁年龄组阳性率最低(3.81%)；45~49岁年龄组可疑阳性率最高(39.24%)，60~64岁年龄组可疑阳性率最低(22.87%)。在接受乳腺癌筛查者中，共有5878人进行了乳腺超声检查，发现阳性病例和可疑阳性病例分别为128例和1289例，分别占参加超声检查者的2.18%和21.93%；共有5654人进行了乳腺X线检查，发现阳性病例和可疑阳性病例分别为188例和795例，分别占参加乳腺X线检查者的3.33%和14.06%。

河北省乳腺癌筛查完成情况较好，联合筛查的阳性检出率高于单独行超声检查或单独行X线检查的检出率，提示超声和X线检查两种方法结合使用能最大程度提高河北省乳腺癌筛查阳性检出率。超声结合X线检查的结果显示，乳腺癌筛查可疑阳性率较高的年龄段为45~49岁，提示应加强对该年龄段人群的筛查力度。

第一节　乳腺癌筛查方法及流程

城市癌症早诊早治项目通过《防癌风险评估问卷》调查和"防癌风险评估系统"评估发现的乳腺癌高危人群中行乳腺超声加乳腺X线摄影检查。两种检查均以BI-RADS分类作为主要检查结果，若同一人参加两项检查，则以两种检查结果中病变程度较重者作为该参加者的最终检查结果。筛查结果录入内容包括《乳腺癌筛查超声结果记录表》和《乳腺X线摄影报告记录表》。

筛查可疑阳性定义：乳腺超声报告记录单或X线摄影报告记录单中，B超或钼靶BI-RADS分级为Ⅲ级(3级)。

筛查阳性定义：乳腺超声报告记录单或X线摄影报告记录单中，B超或钼靶BI-RADS分级为Ⅳ或Ⅴ级(4或5级)。

乳腺癌筛查流程见图5-1。

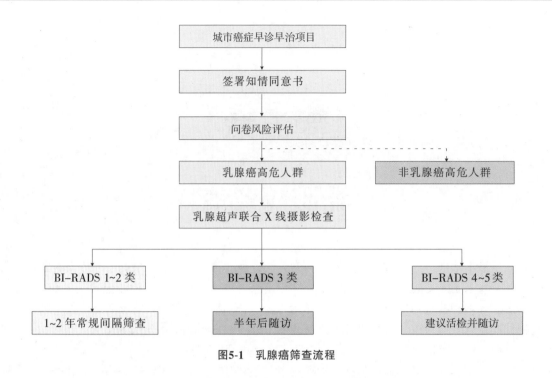

图5-1　乳腺癌筛查流程

第二节　乳腺癌筛查参与人群基本情况

一、乳腺癌高危人群的参与情况

2021年度乳腺癌高危人数5951人，参与筛查2953人，参与率为49.62%，参与率最高的医院为河北医科大学第一医院，参与率为83.49%，参与率最低的医院为河北省胸科医院，参与率19.29%；2022年度乳腺癌高危人数7632人，参与筛查3219人，参与率为42.18%，参与率最高的医院为河北医科大学第一医院，参与率为78.83%，参与率最低的医院为河北省胸科医院，参与率24.84%；2021—2022年度乳腺癌高危人数13 583人，参与筛查6172人，参与率为45.44%，参与率最高的医院为河北医科大学第一医院，参与率为81.22%，参与率最低的医院为河北省胸科医院，参与率22.64%。见表5-1a。

2021年度，参与率最高的年龄组是50~54岁年龄组，为55.75%，参与率最低的年龄组是70~74岁年龄组，为35.61%，BMI<18.5kg/m² 人群参与率为51.06%，BMI≥24.0 kg/m² 人群参与率为46.73%；2022年度，参与率最高的年龄组是50~54岁年龄组，为51.04%，参与率最低的年龄组是70~74岁年龄组，为21.93%，BMI<18.5kg/m² 人群参与率为39.76%，BMI≥24.0 kg/m² 人群参与率为41.81%；2021—2022年度，参与率最高的年龄组是50~54岁年龄组，为53.05%，参与率最低的年龄组是70~74岁年龄组，为27.45%，BMI<18.5kg/m² 人群参与率为43.85%，BMI≥24.0kg/m² 人群参与率为44.07%。见表5-1b，图5-2。

表5-1a　2021—2022年度河北省城癌项目乳腺癌筛查参与率

医院	2021年度			2022年度			合计		
	高危人数	筛查人数	参与率(%)	高危人数	筛查人数	参与率(%)	高危人数	筛查人数	参与率(%)
石家庄市合计	3370	1947	57.77	3892	1971	50.64	7262	3918	53.95
河北医科大学第四医院	1088	600	55.15	1185	584	49.28	2273	1184	52.09
河北医科大学第一医院	848	708	83.49	803	633	78.83	1651	1341	81.22
河北省胸科医院	622	120	19.29	946	235	24.84	1568	355	22.64
河北省中医院	–	–	–	222	110	49.55	222	110	49.55
石家庄市第一医院	812	519	63.92	736	409	55.57	1548	928	59.95
唐山市合计	2581	1006	38.98	3257	1050	32.24	5838	2056	35.22
开滦总医院	1182	407	34.43	1260	369	29.29	2442	776	31.78
唐山市人民医院	1399	599	42.82	1997	681	34.10	3396	1280	37.69
保定市合计	–	–	–	483	198	40.99	483	198	40.99
保定市第一中心医院	–	–	–	483	198	40.99	483	198	40.99
合计	5951	2953	49.62	7632	3219	42.18	13583	6172	45.44

表5-1b　2021—2022年河北省城癌项目乳腺癌筛查不同特征人群参与率

特征	2021年度			2022年度			合计		
	高危人数	筛查人数	参与率(%)	高危人数	筛查人数	参与率(%)	高危人数	筛查人数	参与率(%)
年龄组(岁)									
45~49	842	450	53.44	1051	526	50.05	1893	976	51.56
50~54	1139	635	55.75	1532	782	51.04	2671	1417	53.05
55~59	1408	773	54.9	1789	829	46.34	3197	1602	50.11
60~64	1051	515	49	1124	495	44.04	2175	1010	46.44
65~69	1042	413	39.64	1443	435	30.15	2485	848	34.12
70~74	469	167	35.61	693	152	21.93	1162	319	27.45
BMI(kg/m^2)									
<18.5	47	24	51.06	83	33	39.76	130	57	43.85
18.5~23.9	2360	1273	53.94	3375	1441	42.70	5735	2714	47.32
≥24.0	3544	1656	46.73	4174	1745	41.81	7718	3401	44.07
合计	5951	2953	49.62	7632	3219	42.18	13583	6172	45.44

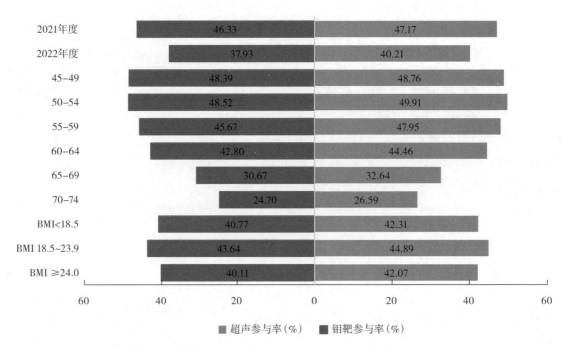

图5-2　不同年度、年龄组、BMI结果超声钼靶筛查参与率比较

二、乳腺癌筛查总体完成情况

2021年度，河北省城市癌症早诊早治项目共对2953人进行了乳腺癌筛查，其中2611人完成了超声及X线两项检查，196人完成了超声检查但未完成X线检查，146人完成了X线检查但未完成超声检查。分城市来看，石家庄市有1744人完成了超声及X线两项检查，有123人仅做了乳腺超声一项检查，有80人仅做了乳腺X线一项检查，唐山市有867人做了超声及X线两项检查，有73人仅做了乳腺超声一项检查，有66人仅做了乳腺X线一项检查。见表5-2a，图5-3a。

2022年度，河北省城市癌症早诊早治项目共对3219人进行了乳腺癌筛查，其中2749人完成了超声及X线两项检查，322人完成了超声检查但未完成X线检查，148人完成了X线检查但未完成超声检查。分城市来看，石家庄市有1779人完成了超声及X线两项检查，有157人仅做了超声一项检查，有35人仅做了X线一项检查，唐山市有786人做了两项检查，有159人仅做了超声一项检查，有105人仅做了X线一项检查，保定市有184人做了两项检查，有6人仅做了超声一项检查，有8人仅做了X线一项检查。见表5-2b，图5-3b。

2021—2022年度中，河北省城市癌症早诊早治项目共对6172人进行了乳腺癌筛查，其中5360人完成了超声及X线两项检查，518人完成了超声检查但未完成X线检查，294人完成了X线检查但未完成超声检查。分城市来看，石家庄市有3523人完成了超声及X线两项检查，有280人仅做了超声一项检查，有115人仅做了X线一项检查，唐山市有1653人做了两项检查，有232人仅做了超声一项检查，有171人仅做了X线一项检查，保定市有184人做了两项检查，有6人仅做了超声一项检查，有8人仅做了X线一项检查。见表5-2c，图5-3a。

表5-2a　2021年度河北省城癌项目乳腺癌筛查完成情况

地区	仅做超声	超声+钼靶	仅做钼靶	合计
石家庄市	123	1744	80	1947
唐山市	73	867	66	1006
合计	196	2611	146	2953

表5-2b　2022年度河北省城癌项目乳腺癌筛查完成情况

地区	仅做超声	超声+钼靶	仅做钼靶	合计
石家庄市	157	1779	35	1971
唐山市	159	786	105	1050
保定市	6	184	8	198
合计	322	2749	148	3219

表5-2c　2021—2022年度河北省城癌项目乳腺癌筛查完成情况

地区	仅做超声	超声+钼靶	仅做钼靶	合计
石家庄市	280	3523	115	3918
唐山市	232	1653	171	2056
保定市	6	184	8	198
合计	518	5360	294	6172

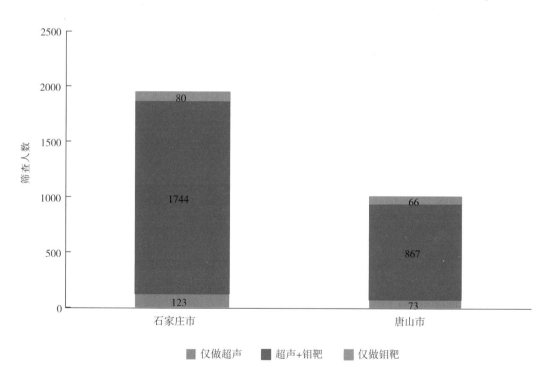

图5-3a　2021年度河北省城癌项目乳腺癌筛查完成情况

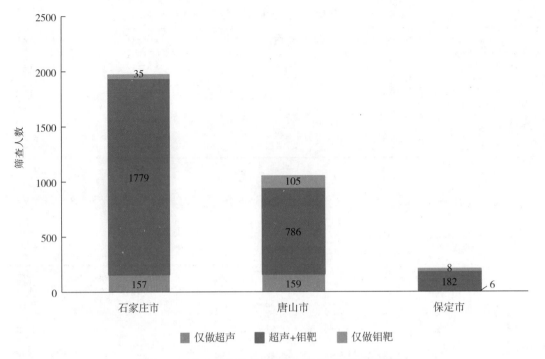

图5-3b 2022年度河北省城癌项目乳腺癌筛查完成情况

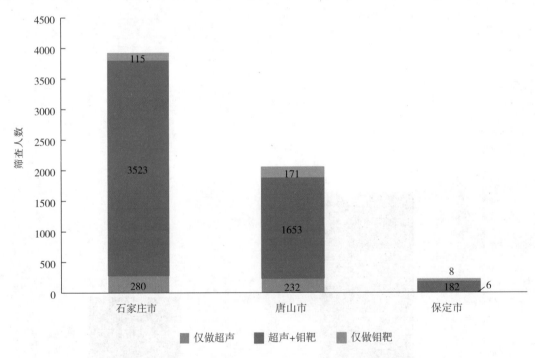

图5-3c 2021—2022年度河北省城癌项目乳腺癌筛查完成情况

三、参加乳腺癌筛查人群的年龄分布

2021年度河北省乳腺癌筛查参与者中，55~59岁年龄组参与人数最多，为773人，占26.18%，70~74岁年龄组参与人数最少，为167人，占5.66%，见表5-3a，图5-4a。2022年度河北省乳腺癌筛查参与者中，55~59岁年龄组参与人数最多，为829人，占25.75，70~74岁年龄组参与人数最少，为152人，占4.72%，见表5-3b，图5-4b。

2021—2022年度中，河北省乳腺癌筛查参与者55~59岁年龄组参与人数最多，为1602人，占25.96%；70~74岁年龄组参与人数最少，为319人，占5.17%。分检查项目来看，对于所有参加X线检查或者所有参加超声检查的受试者，其年龄分布也均呈现单峰分布的趋势，峰值均出现在55~59岁年龄组，构成比分别为25.84%和26.10%，参加X线检查和参加超声检查的受试者构成最少的年龄组均为70~74岁年龄组，构成比分别为5.08%和5.26%，见表5-3c，图5-4c。

表5-3a　2021年度河北省城癌项目乳腺癌筛查参与者年龄分布

检查方法	45~49		50~54		55~59		60~64		65~69		70~74		合计
	人数	比例(%)	人数	比例(%)	人数	比例(%)	人数	比例(%)	人数	比例(%)	人数	比例(%)	
钼靶	421	15.27	590	21.40	723	26.22	484	17.56	385	13.96	154	5.59	2757
超声	424	15.11	596	21.23	737	26.26	491	17.49	397	14.14	162	5.77	2807
合计	450	15.24	635	21.50	773	26.18	515	17.44	413	13.99	167	5.66	2953

表5-3b　2022年度河北省城癌项目乳腺癌筛查参与者年龄分布

检查方法	45~49		50~54		55~59		60~64		65~69		70~74		合计
	人数	比例(%)	人数	比例(%)	人数	比例(%)	人数	比例(%)	人数	比例(%)	人数	比例(%)	
钼靶	496	17.12	706	24.37	738	25.47	447	15.43	377	13.01	133	4.59	2897
超声	500	16.28	737	24.00	797	25.95	476	15.50	414	13.48	147	4.79	3071
合计	526	16.34	782	24.29	829	25.75	495	15.38	435	13.51	152	4.72	3219

表5-3c　2021—2022年度河北省城癌项目乳腺癌筛查参与者年龄分布

检查方法	45~49		50~54		55~59		60~64		65~69		70~74		合计
	人数	比例(%)	人数	比例(%)	人数	比例(%)	人数	比例(%)	人数	比例(%)	人数	比例(%)	
钼靶	917	16.22	1296	22.92	1461	25.84	931	16.47	762	13.48	287	5.08	5654
超声	924	15.72	1333	22.68	1534	26.10	967	16.45	811	13.80	309	5.26	5878
合计	976	15.81	1417	22.96	1602	25.96	1010	16.36	848	13.74	319	5.17	6172

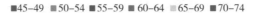

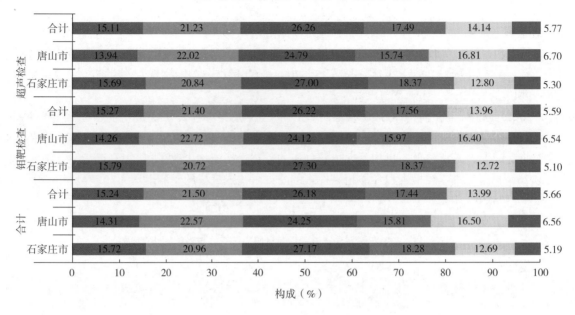

图5-4a 2021年度河北省城癌项目乳腺癌筛查参与者年龄分布

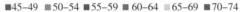

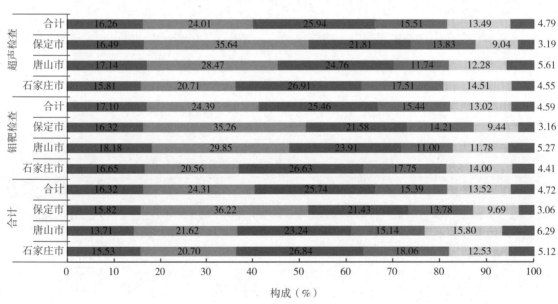

图5-4b 2022年度河北省城癌项目乳腺癌筛查参与者年龄分布

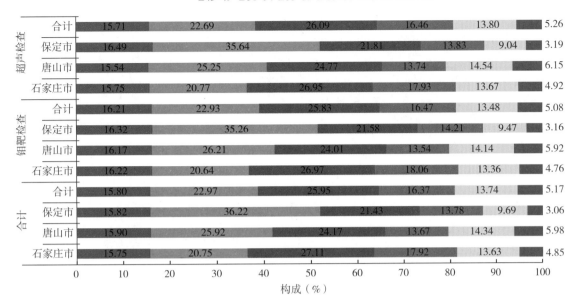

图5-4c 2021—2022年度河北省城癌项目乳腺癌筛查参与者年龄分布

第三节 乳腺癌筛查检出情况

一、各年度乳腺癌筛查阳性及可疑阳性检出情况

2021年度，河北省城市癌症早诊早治项目完成乳腺癌筛查2953人，共筛查出可疑阳性病例775例，可疑阳性率为26.24%，筛查出阳性病例143例，阳性率为4.84%。分城市来看，石家庄市共完成乳腺癌筛查1947人，检出可疑阳性例数507例，可疑阳性率为26.04%，检出阳性例数118例，阳性率为6.06%；唐山市共完成乳腺癌筛查1006人，检出可疑阳性病例263例，可疑阳性率为26.14%，检出阳性病例25例，阳性率为2.49%。分医院来看，可疑阳性率最高的医院为唐山市人民医院，可疑阳性率为32.72%，最低的为河北省胸科医院，可疑阳性率为16.67%；阳性率最高的医院为石家庄市第一医院，阳性率为9.44%，最低的为开滦总医院，阳性率仅为2.46%。分年龄来看，45~49岁年龄组可疑阳性率最高，为37.33%，70~74岁年龄组可疑阳性率最低，为19.76%；阳性率最高的年龄组为45~49岁，为5.56%，最低的年龄组为50~54岁，阳性率仅为3.62%。见表5-4a，图5-5a。

2022年度，河北省城市癌症早诊早治项目完成乳腺癌筛查3219人，共筛查出可疑阳性病例986人，可疑阳性率为30.63%，检出阳性病例147例，阳性率为4.57%。分城市来看，石家庄市共完成乳腺癌筛查1971人，检出可疑阳性例数588例，可疑阳性率为29.83%，阳性例数117例，阳性率为5.94%；唐山市共完成乳腺癌筛查1050人，检出可疑阳性病例317例，可疑阳性率为30.19%，检出阳性病例19例，阳性率为1.81%；保定市共完成乳腺癌筛查198人，检出可疑阳性病例81例，可疑阳性率为40.91%，检出阳性病例11例，阳性率为5.56%。分医院来看，可疑阳性率最高的医院为保定市第一中心医院，可疑阳性率为40.91%，最低的为开滦总医院，可疑阳性率为24.12%；阳性率最高的医院为河北医科大学第四医院，阳性率为7.02%，最低的为唐山市人民医院，阳性率仅为1.62%。分年龄来看，也是45~49岁年龄组可疑阳性率最高，为40.87%，65~69岁年龄组可疑阳性率最低，为24.37%；阳性率最高的年龄组为45~49岁，为5.89%，最低的年龄组为50~54岁，阳性率仅为3.96%。见表5-4b，图5-5b。

2021—2022年度中，河北省城市癌症早诊早治项目共对6172人进行了乳腺癌筛查，共检出可疑阳性病例1761例，可疑阳性率为28.53%，检出阳性病例290例，阳性率为4.70%。分城市来看，石家庄市、唐山市和保定市分别完成乳腺癌筛查3918人、2056人和198人，保定市可疑阳性率(40.91%)最高，石家庄市可疑阳性率(27.95%)最低，石家庄市阳性率(6.00%)最高，唐山市阳性率(2.14%)最低。分医院来看，各医院之间阳性率与可疑阳性率差别较大，保定市第一中心医院的可疑阳性率最高，为40.91%，开滦总医院的可疑阳性率最低，为20.75%，石家庄市第一医院的阳性率最高，为8.30%，唐山市人民医院阳性率最低，为2.03%。分年龄来看，也是45~49岁年龄组可疑阳性率最高，为39.24%，60~64岁年龄组可疑阳性率最低，为22.87%；阳性率最高的年龄组为45~49岁，为5.74%，最低的年龄组为50~54岁，阳性率仅为3.81%。见表5-4c，图5-5c。

表5-4a 2021年度河北省城癌项目各承担医院乳腺癌筛查结果

医院	筛查人数	可疑阳性		阳性	
		例数	可疑阳性率(%)	例数	阳性率(%)
石家庄市合计	1947	507	26.04	118	6.06
河北医科大学第四医院	600	173	28.83	31	5.17
河北医科大学第一医院	708	160	22.60	29	4.10
河北省胸科医院	120	20	16.67	9	7.50
石家庄市第一医院	519	154	29.67	49	9.44
唐山市合计	1006	263	26.14	25	2.49
开滦总医院	407	72	17.69	10	2.46
唐山市人民医院	599	196	32.72	15	2.50
合计	2953	775	26.24	143	4.84

表5-4b 2022年度河北省城癌项目各承担医院乳腺癌筛查结果

医院	筛查人数	可疑阳性		阳性	
		例数	可疑阳性率(%)	例数	阳性率(%)
石家庄市合计	1971	588	29.83	117	5.94
河北医科大学第四医院	584	198	33.9	41	7.02
河北医科大学第一医院	633	181	28.59	25	3.95
河北省胸科医院	235	66	28.09	16	6.81
河北省中医院	110	30	27.27	7	6.36
石家庄市第一医院	409	113	27.63	28	6.85
唐山市合计	1050	317	30.19	19	1.81
开滦总医院	369	89	24.12	8	2.17
唐山市人民医院	681	228	33.48	11	1.62
保定市合计	198	81	40.91	11	5.56
保定市第一中心医院	198	81	40.91	11	5.56
合计	3219	986	30.63	147	4.57

表5-4c　2021—2022年度河北省城癌项目各承担医院乳腺癌筛查结果

医院	筛查人数	可疑阳性		阳性	
		例数	可疑阳性率(%)	例数	阳性率(%)
石家庄市合计	3918	1095	27.95	235	6.00
河北医科大学第四医院	1184	371	31.33	72	6.08
河北医科大学第一医院	1341	341	25.43	54	4.03
河北省胸科医院	355	86	24.23	25	7.04
河北省中医院	110	30	27.27	7	6.36
石家庄市第一医院	928	267	28.77	77	8.30
唐山市合计	2056	585	28.45	44	2.14
开滦总医院	776	161	20.75	18	2.32
唐山市人民医院	1280	424	33.13	26	2.03
保定市合计	198	81	40.91	11	5.56
保定市第一中心医院	198	81	40.91	11	5.56
合计	6172	1761	28.53	290	4.70

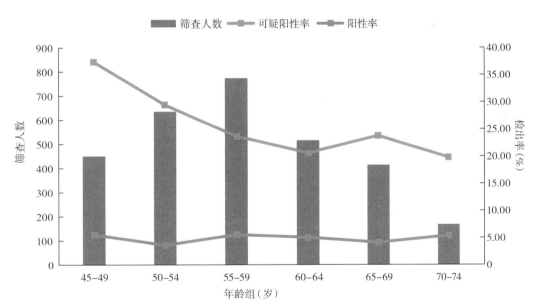

图5-5a　2021年度河北省城癌项目乳腺癌筛查及检出率分布

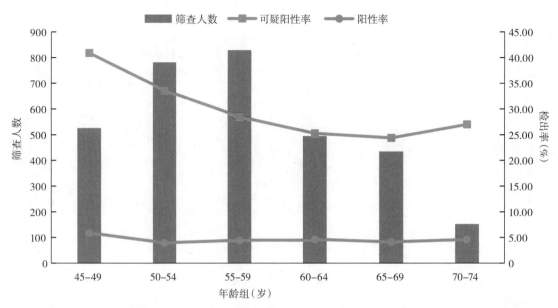

图5-5b 2022年度河北省城癌项目乳腺癌筛查及检出率分布

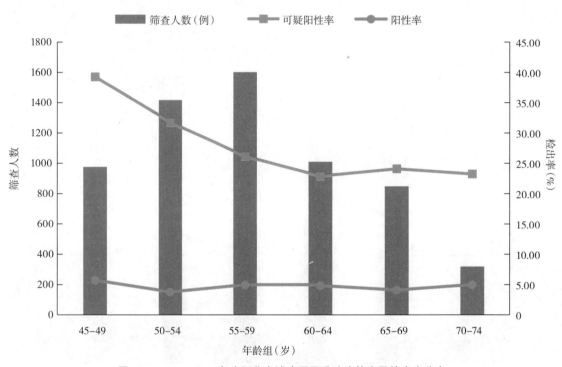

图5-5c 2021—2022年度河北省城癌项目乳腺癌筛查及检出率分布

二、各年度乳腺癌超声筛查阳性及可疑阳性检出情况

2021年度，河北省城市癌症早诊早治项目共对2807人进行了乳腺癌超声检查，检出可疑阳性病例583例，可疑阳性率为20.77%，检出阳性病例67例，阳性率为2.39%。分城市来看，石家庄市共有1867人参加了超声检查，检出可疑阳性病例371例，可疑阳性率为19.87%，检出阳性病例52例，阳性率为2.79%；唐山市共有940人参加了超声检查，检出可疑阳性病例212例，可疑阳性率为22.55%，检出阳性病例15例，阳性率为1.60%。分医院来看，可疑阳性率最高的为唐山市人民医院，可疑阳性率为28.76%，最低的为河北省胸科医院，可疑阳性率为10.34%；阳性率最高的医院为河北省胸科医院，阳性率为6.90%，最低的为唐山市人民医院，阳性率仅为1.48%。分年龄来看，45~49岁年龄组可疑阳性率最高，为32.31%，60~64岁年龄组可疑阳性率最低，为13.85%；阳性率最高的年龄组为70~74岁，为3.70%，最低的年龄组为50~54岁，阳性率仅为1.17%。见表5-5a，图5-6a。

2022年度，河北省城市癌症早诊早治项目共对3071人进行了乳腺癌超声检查，检出可疑阳性病例706例，可疑阳性率为22.99%，检出阳性病例61例，阳性率为1.99%。分城市来看，石家庄市共有1936人参加了超声检查，检出可疑阳性病例390例，可疑阳性率为20.14%，阳性例数41例，阳性率为2.12%；唐山市共有945人参加了超声检查，检出可疑阳性病例260例，可疑阳性率为27.51%，阳性病例10例，阳性率为1.06%；保定市共有190人参加了超声检查，检出可疑阳性病例56例，可疑阳性率为29.47%，阳性病例10例，阳性率为5.26%。分医院来看，可疑阳性率最高的为唐山市人民医院，可疑阳性率为32.01%，最低的为河北省胸科医院，可疑阳性率为14.35%；阳性率最高的医院为河北省胸科医院，阳性率为5.65%，最低的为唐山市人民医院，阳性率仅为0.52%。分年龄来看，45~49岁年龄组可疑阳性率最高，为33.00%，65~69岁年龄组可疑阳性率最低，为16.91%；阳性率最高的年龄组为55~59岁，为2.63%，最低的年龄组为70~74岁，阳性率为0.68%。见表5-5b，图5-6b。

2021—2022年度中，河北省城市癌症早诊早治项目共对5878人进行了乳腺癌超声检查，检出可疑阳性病例1289人，可疑阳性率为21.93%，检出阳性病例128例，阳性率为2.18%。分城市来看，石家庄市共有3803人参加了超声检查，检出可疑阳性病例761例，可疑阳性率为20.01%，检出阳性例数93例，阳性率为2.45%；唐山市共有1885人参加了超声检查，检出可疑阳性病例472例，可疑阳性率为25.04%，阳性病例25例，阳性率为1.33%；保定市共有190人参加了超声检查，检出可疑阳性病例56例，可疑阳性率为29.47%，阳性病例10例，阳性率为5.26%。分医院来看，可疑阳性率最高的为唐山市人民医院，可疑阳性率为36.34%，最低的为开滦总医院，可疑阳性率为20.78%；阳性率最高的医院为河北省胸科医院，阳性率为6.07%，最低的为唐山市人民医院，阳性率仅为0.98%。分年龄来看，45~49岁年龄组可疑阳性率最高，为32.68%，60~64岁年龄组可疑阳性率最低，为15.51%；阳性率最高的年龄组为55~59岁，为2.80%，最低的年龄组为50~54岁，阳性率为1.58%。见表5-5c，图5-6c。

表5-5a 2021年度河北省城癌项目各承担医院乳腺癌超声检查结果

医院	筛查人数	可疑阳性		阳性	
		例数	可疑阳性率(%)	例数	阳性率(%)
石家庄市合计	1867	371	19.87	52	2.79
河北医科大学第四医院	584	99	16.95	17	2.91
河北医科大学第一医院	688	140	20.35	12	1.74
河北省胸科医院	116	12	10.34	8	6.90
石家庄市第一医院	479	120	25.05	15	3.13
唐山市合计	940	212	22.55	15	1.60
开滦总医院	401	57	14.21	7	1.75
唐山市人民医院	539	155	28.76	8	1.48
合计	2807	583	20.77	67	2.39

表5-5b 2022年度河北省城癌项目各承担医院乳腺癌超声检查结果

医院	筛查人数	可疑阳性		阳性	
		例数	可疑阳性率(%)	例数	阳性率(%)
石家庄市合计	1936	390	20.14	41	2.12
河北医科大学第四医院	579	123	21.24	4	0.69
河北医科大学第一医院	630	150	23.81	14	2.22
河北省胸科医院	230	33	14.35	13	5.65
河北省中医院	109	23	21.10	4	3.67
石家庄市第一医院	388	61	15.72	6	1.55
唐山市合计	945	260	27.51	10	1.06
开滦总医院	364	74	20.33	7	1.92
唐山市人民医院	581	186	32.01	3	0.52
保定市合计	190	56	29.47	10	5.26
保定市第一中心医院	190	56	29.47	10	5.26
合计	3071	706	22.99	61	1.99

表5-5c 2021—2022年度河北省城癌项目各承担医院乳腺癌超声检查结果

医院	筛查人数	可疑阳性		阳性	
		例数	可疑阳性率(%)	例数	阳性率(%)
石家庄市合计	3803	761	20.01	93	2.45
河北医科大学第四医院	1163	368	31.64	21	1.81
河北医科大学第一医院	1318	340	25.80	26	1.97
河北省胸科医院	346	85	24.57	21	6.07
河北省中医院	109	23	21.10	4	3.67
石家庄市第一医院	867	257	29.64	21	2.42
唐山市合计	1885	472	25.04	25	1.33
开滦总医院	765	159	20.78	14	1.83
唐山市人民医院	1120	407	36.34	11	0.98
保定市合计	190	56	29.47	10	5.26
保定市第一中心医院	190	56	29.47	10	5.26
合计	5878	1289	21.93	128	2.18

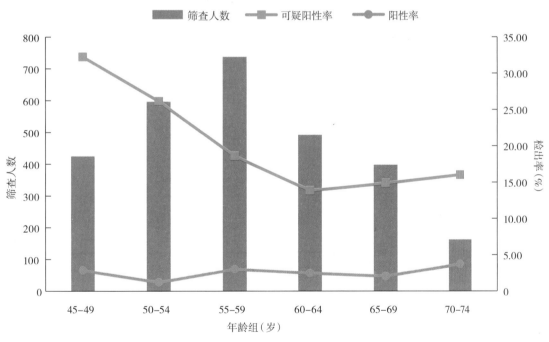

图5-6a 2021年度河北省城癌项目乳腺癌超声筛查及检出率分布

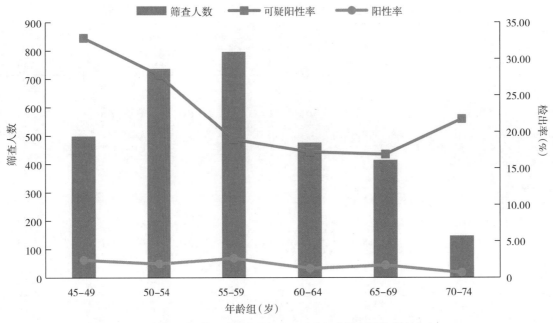

图5-6b　2022年度河北省城癌项目乳腺癌超声筛查及检出率分布

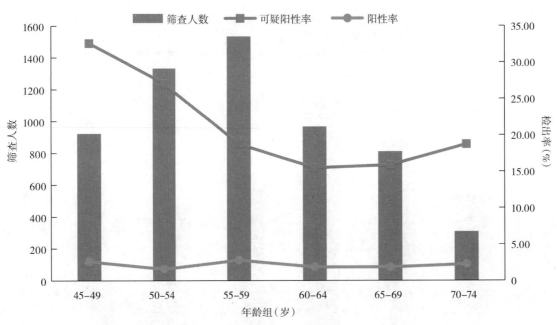

图5-6c　2021—2022年度河北省城癌项目乳腺癌超声筛查及检出率分布

三、各年度乳腺癌X线筛查阳性及可疑阳性检出情况

2021年度，河北省城市癌症早诊早治项目共对2757人进行了乳腺X线检查，检出可疑阳性病例332例，可疑阳性率为12.04%，检出阳性病例92例，阳性率为3.34%。分城市来看，石家庄市共有1824人参加了X线检查，检出可疑阳性病例239例，可疑阳性率为13.10%，检出阳性病例79例，阳性率为4.33%；唐山市共有933人参加了X线检查，检出可疑阳性病例93例，可疑阳性率为9.97%，检出阳性病例13例，阳性率为1.39%。分医院来看，可疑阳性率最高的为河北医科大学第四医院，可疑阳性率为19.97%，最低的为河北医科大学第一医院，可疑阳性率为6.31%；阳性率最高的医院为石家庄市第一医院，阳性率为7.65%，最低的为开滦总医院，阳性率仅为1.39%。分年龄来看，65~69岁年龄组可疑阳性率最高，为14.81%，50~54岁年龄组可疑阳性率最低，为9.83%；阳性率最高的年龄组为70~74岁，为3.90%，最低的年龄组为65~69岁，阳性率仅为2.60%。见表5-6a，图5-7a。

2022年度，河北省城市癌症早诊早治项目共对2897人进行了乳腺X线检查，检出可疑阳性病例463例，可疑阳性率为15.98%，检出阳性病例96例，阳性率为3.31%。分城市来看，石家庄市共有1814人参加了X线检查，检出可疑阳性病例315例，可疑阳性率为17.36%，检出阳性例数84例，阳性率为4.63%；唐山市共有891人参加了X线检查，检出可疑阳性病例96例，可疑阳性率为10.77%，检出阳性病例9例，阳性率为1.01%；保定市共有192人参加了X线检查，检出可疑阳性病例52例，可疑阳性率为27.08%，检出阳性病例3例，阳性率为1.56%。分医院来看，可疑阳性率最高的为保定市第一中心医院，可疑阳性率为27.08%，最低的为开滦总医院，可疑阳性率为7.37%；阳性率最高的医院为河北医科大学第四医院，阳性率为6.48%，最低的为开滦总医院，阳性率仅为0.32%。分年龄来看，45~49岁年龄组可疑阳性率最高，为18.95%，70~74岁年龄组可疑阳性率最低，为11.28%；阳性率最高的年龄组为70~74岁，为5.26%，最低的年龄组为55~59岁，阳性率为2.44%。见表5-6b，图5-7b。

2021—2022年度中，河北省城市癌症早诊早治项目共对5654人进行了乳腺X线检查，检出可疑阳性病例795例，可疑阳性率为14.06%，检出阳性病例188例，阳性率为3.33%。分城市来看，石家庄市共有3638人参加了X线检查，检出可疑阳性病例554例，可疑阳性率为15.23%，检出阳性病例163例，阳性率为4.48%；唐山市共有1824例参加了X线检查，检出可疑阳性病例189例，可疑阳性率为10.36%，检出阳性病例22例，阳性率为1.21%；保定市共有192例参加了X线检查，检出可疑阳性病例52例，可疑阳性率为27.08%，检出阳性病例3例，阳性率为1.56%。分医院来看，可疑阳性率最高的为保定市第一中心医院，可疑阳性率为27.08%，最低的为开滦总医院，可疑阳性率为7.58%；阳性率最高的医院为石家庄市第一医院，阳性率为7.01%，最低的为开滦总医院，阳性率仅为0.89%。分年龄来看，45~49岁年龄组可疑阳性率最高，为16.79%，70~74岁年龄组可疑阳性率最低，为10.80%；阳性率最高的年龄组为70~74岁，为4.53%，最低的年龄组为50~54岁，阳性率仅为2.85%。见表5-6c，图5-7c。

表5-6a　2021年度河北省城癌项目各承担医院乳腺癌钼靶检查结果

医院	筛查人数	可疑阳性		阳性	
		例数	可疑阳性率(%)	例数	阳性率(%)
石家庄市合计	1824	239	13.10	79	4.33
河北医科大学第四医院	586	117	19.97	20	3.41
河北医科大学第一医院	666	42	6.31	19	2.85
河北省胸科医院	75	13	17.33	2	2.67
石家庄市第一医院	497	67	13.48	38	7.65
唐山市合计	933	93	9.97	13	1.39
开滦总医院	361	28	7.76	5	1.39
唐山市人民医院	572	65	11.36	8	1.40
合计	2757	332	12.04	92	3.34

表5-6b　2022年度河北省城癌项目各承担医院乳腺癌钼靶检查结果

医院	筛查人数	可疑阳性		阳性	
		例数	可疑阳性率(%)	例数	阳性率(%)
石家庄市合计	1814	315	17.36	84	4.63
河北医科大学第四医院	571	128	22.42	37	6.48
河北医科大学第一医院	602	60	9.97	14	2.33
河北省胸科医院	191	47	24.61	5	2.62
河北省中医院	62	13	20.97	4	6.45
石家庄市第一医院	388	67	17.27	24	6.19
唐山市合计	891	96	10.77	9	1.01
开滦总医院	312	23	7.37	1	0.32
唐山市人民医院	579	73	12.61	8	1.38
保定市合计	192	52	27.08	3	1.56
保定市第一中心医院	192	52	27.08	3	1.56
合计	2897	463	15.98	96	3.31

表5-6c　2021—2022年度河北省城癌项目各承担医院乳腺癌钼靶检查结果

医院	筛查人数	可疑阳性		阳性	
		例数	可疑阳性率(%)	例数	阳性率(%)
石家庄市合计	3638	554	15.23	163	4.48
河北医科大学第四医院	1157	245	21.18	57	4.93
河北医科大学第一医院	1268	102	8.04	33	2.6
河北省胸科医院	266	60	22.56	7	2.63
河北省中医院	62	13	20.97	4	6.45
石家庄市第一医院	885	134	15.14	62	7.01
唐山市合计	1824	189	10.36	22	1.21
开滦总医院	673	51	7.58	6	0.89
唐山市人民医院	1151	138	11.99	16	1.39
保定市合计	192	52	27.08	3	1.56
保定市第一中心医院	192	52	27.08	3	1.56
合计	5654	795	14.06	188	3.33

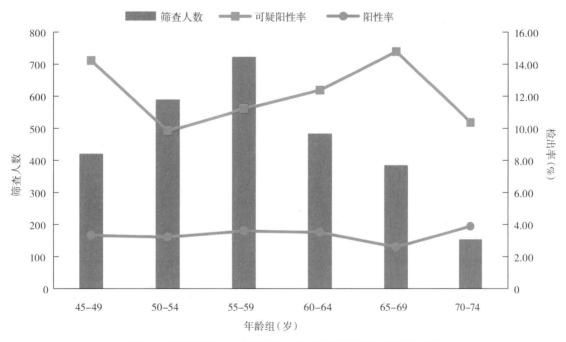

图5-7a　2021年度河北省城癌项目乳腺癌钼靶筛查及检出率分布

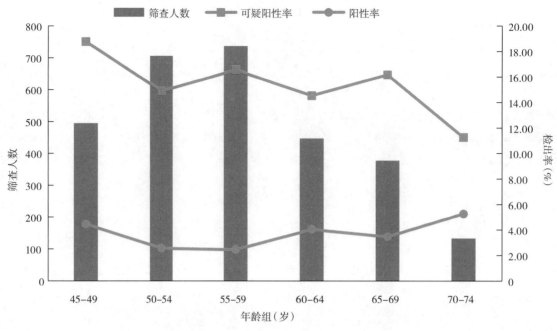

图5-7b　2022年度河北省城癌项目乳腺癌钼靶筛查及检出率分布

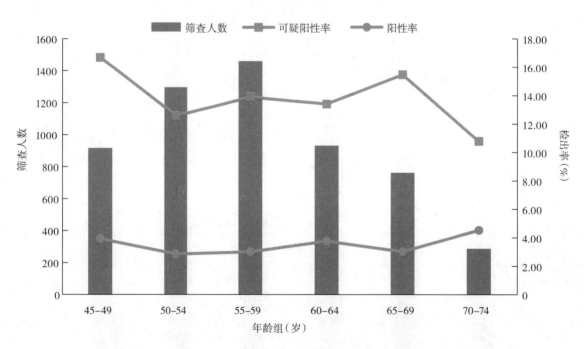

图5-7c　2021—2022年度河北省城癌项目乳腺癌钼靶筛查及检出率分布

四、乳腺癌筛查人群按绝经与否的阳性及可疑阳性检出情况

在乳腺癌筛查的人群中，按筛查时的绝经状态来看，筛查时未绝经和已绝经的人群分别为1266人和4906人，在未绝经的筛查人群中，可疑阳性检出率和阳性检出率分别为37.44%和5.77%，在已绝经的筛查人群中，可疑阳性检出率和阳性检出率分别为26.23%和4.42%。

在乳腺超声筛查的人群中，按筛查时的绝经状态来看，筛查时未绝经和已绝经的人群分别为1190人和4688人，在未绝经的筛查人群中，可疑阳性检出率和阳性检出率分别31.26%和2.61%，在已绝经的筛查人群中，可疑阳性检出率和阳性检出率分别为19.56%和2.07%。

在乳腺钼靶筛查的人群中，按筛查时的绝经状态来看，筛查时未绝经和已绝经的人群分别为1162人和4492人，在未绝经的筛查人群中，可疑阳性检出率和阳性检出率分别为15.92%和4.04%，在已绝经的筛查人群中，检出的可疑阳性率和阳性率分别为13.58%和3.14%。详见表5-7a~5-7c。

表5-7a 2021—2022年度河北省城癌项目乳腺癌筛查人群按绝经与否的检出情况

年度	筛查人数	可疑阳性		阳性	
		例数	检出率(%)	例数	检出率(%)
2021					
未绝经	564	204	36.17	29	5.14
已绝经	2389	571	23.90	114	4.77
合计	2953	775	26.24	143	4.84
2022					
未绝经	702	270	38.46	44	6.28
已绝经	2517	716	28.45	103	4.09
合计	3219	986	30.63	147	4.57
2021—2022					
未绝经	1266	474	37.44	73	5.77
已绝经	4906	1287	26.23	217	4.42
合计	6172	1761	28.53	290	4.70

表5-7b 2021—2022年度河北省城癌项目乳腺癌超声筛查人群按绝经与否的检出情况

年度	筛查人数	可疑阳性		阳性	
		例数	检出率(%)	例数	检出率(%)
2021					
未绝经	523	164	31.36	13	2.49
已绝经	2284	419	18.35	54	2.36
合计	2807	583	20.77	67	2.39
2022					
未绝经	667	208	31.18	18	2.70
已绝经	2404	498	20.72	43	1.79
合计	3071	706	22.99	61	1.99
2021—2022					
未绝经	1190	372	31.26	31	2.61
已绝经	4688	917	19.56	97	2.07
合计	5878	1289	21.93	128	2.18

表5-7c 2021—2022年度河北省城癌项目乳腺癌钼靶筛查人群按绝经与否的检出情况

年度	筛查人数	可疑阳性		阳性	
		例数	检出率(%)	例数	检出率(%)
2021					
未绝经	526	71	13.50	18	3.42
已绝经	2231	261	11.70	74	3.32
合计	2757	332	12.04	92	3.34
2022					
未绝经	636	114	17.92	29	4.56
已绝经	2261	349	15.44	67	2.96
合计	2897	463	15.98	96	3.31
2021—2022					
未绝经	1162	185	15.92	47	4.04
已绝经	4492	610	13.58	141	3.14
合计	5654	795	14.06	188	3.33

五、结　论

2021—2022年度河北省乳腺癌筛查完成情况较好，本项目通过单独的乳腺超声检查检出阳性病例和可疑阳性病例128例和1289例，通过单独乳腺X线检查检出阳性病例和可疑阳性病例188例和795例，通过超声检查结合X线检查共检出阳性病例和可疑阳性病例290例和1761例，提示乳腺超声结合X线检查可以提高乳腺癌筛查阳性率和可疑阳性率。

乳腺钼靶X线对肿瘤钙化较为敏感，能够清晰地显示细微的肿块和钙化，并准确定性定位，当前钼靶X线技术日渐成熟，已成为世界各国诊断乳腺疾病的首选方法之一；而乳腺超声软组织分辨能力较高，对病灶定位准确，由于无辐射、经济简便等广泛应用于临床，并且能有效弥补钼靶对乳腺边缘的盲点问题。本项目采用乳腺超声联合乳腺钼靶X线检查进行乳腺癌的早期筛查，综合了两种检查的优点，能极大地提高乳腺疾病的检出率，有利于乳腺癌的早期确诊，最大程度上避免了漏诊。

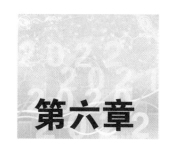

第六章

肝癌筛查

在河北省城市癌症早诊早治项目覆盖的石家庄市、唐山市、保定市的城市人群中，对《防癌风险评估问卷》调查和"防癌风险评估系统"评估出的肝癌高危人群进行腹部超声检查和血液AFP检测。由经过培训的专业人员填写《肝癌筛查结果记录表》，并由专人录入"河北省癌症早诊早治平台"。

2021—2022年度，在参与项目的三个城市中，共有3507人参与了肝癌筛查。筛查发现肝硬化22例(0.63%)、肝占位16例(0.46%)，无疑似肝癌。肝硬化检出最多的为河北医科大学第四医院，检出数为11例，检出率为2.40%，肝占位检出最多的为河北省胸科医院，检出数为6例，检出率为0.84%。

河北省肝癌筛查的参与人数较多，依从性较好，疑似肝癌、肝硬化以及肝占位性病变的检出率均较低。检出肝占位性病变患者最多的年龄为65~69岁年龄组，提示应更加重视在老年人群中进行肝癌筛查。

第一节　肝癌筛查方法及流程

城市癌症早诊早治项目通过《防癌风险评估问卷》调查和"防癌风险评估系统"评估出的肝癌高危人群，行腹部超声和血标本甲胎蛋白(AFP)检测。由专人收集超声检查和AFP检测相关信息，填写《肝癌筛查结果记录表》，并录入"河北省癌症早诊早治平台"。

AFP阳性定义：按照所用AFP试剂盒实际阳性界值判断。

HBsAg阳性定义：使用国家批准的试剂盒，正常值以各分中心仪器的参考区间为准。结果判定用酶标仪读数u，取液长450nm。样品OD值/参考值(阴性对照平均OD值+0.100)≥1.0判断为阳性。

肝占位性病变定义：肝癌超声检测结果记录表中探及占位或提示肝占位性病变，除外典型的肝囊肿和肝血管瘤。

肝癌定义：肝癌超声检测结果记录表中提示肝癌或不排除肝癌。

肝癌筛查流程见图6-1。

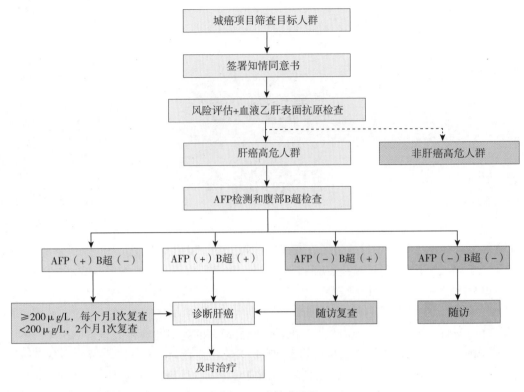

图6-1　肝癌筛查流程

第二节　肝癌筛查参与人群基本情况

一、肝癌高危人群的参与情况

2021年度肝癌高危人数4017人，参与筛查1419人，参与率为35.32%，参与率最高的医院为河北医科大学第一医院，参与率为66.45%，参与率最低的医院为唐山市人民医院，参与率22.50%；2022年度肝癌高危人数4676人，参与筛查2088人，参与率为42.93%，参与率最高的医院为河北省中医院，参与率为91.50%，参与率最低的医院为开滦总医院，参与率为24.73%；2021—2022年度肝癌高危人数8693人，参与筛查3507人，参与率为40.34%，参与率最高的医院为河北省中医院，参与率为91.50%，参与率最低的医院为开滦总医院，参与率为29.33%。见表6-1a。

2021年度，男性参与率为37.27%，女性参与率为33.90%，男性参与率高于女性，参与率最高的年龄组是50~54岁年龄组，为40.78%，参与率最低的年龄组是70~74岁年龄组，为28.00%，HBsAg阳性人群参与率为49.13%，HBsAg阴性人群参与率为34.02%；2022年度，男性参与率为44.28%，女性参与率为44.99%，男性参与率低于女性，参与率最高的年龄组是50~54岁年龄组，为55.90%，参与率最低的年龄组是70~74岁年龄组，为28.95%，HBsAg阳性人群参与率为35.02%，HBsAg阴性人群参与率为46.22%；2021—2022年度，男性参与率为41.21%，女性参与率为39.64%，男性参与率高于女性，参与率最高的年龄组是50~54岁年龄组，为48.98%，参与率最低的年龄组是70~74岁年龄组，为28.57%，HBsAg阳性人群参与率为39.90%，HBsAg阴性人群参与率为40.40%，见表6-1b。按性别分布来看，2021年度男性参与率高于女性，2022年度男性参与率低于女性，男性参与率在所有年龄组均高于女性，HBsAg检测为阳性和阴性的男性参与率也均高于女性，见图6-2。

表6-1a 2021—2022年度河北省城癌项目肝癌筛查参与率

医院	2021年度			2022年度			合计		
	高危人数	筛查人数	参与率(%)	高危人数	筛查人数	参与率(%)	高危人数	筛查人数	参与率(%)
石家庄市合计	1821	741	40.69	1975	1238	57.45	3796	1979	52.13
河北医科大学第四医院	565	252	44.60	516	207	39.50	1081	459	42.46
河北医科大学第一医院	152	101	66.45	127	92	72.44	279	193	69.18
河北省胸科医院	848	242	28.54	713	475	53.85	1561	717	45.93
石家庄市第一医院	256	146	57.03	313	184	58.23	569	330	58.00
河北省中医院	–	–	–	306	280	91.50	306	280	91.50
唐山市合计	2196	678	30.87	2596	819	31.45	4792	1497	31.24
开滦总医院	1467	514	35.04	1830	453	24.73	3297	967	29.33
唐山市人民医院	729	164	22.50	766	366	47.41	1495	530	35.45
保定市合计	–	–	–	105	31	29.52	105	31	29.52
保定市第一中心医院	–	–	–	105	31	29.52	105	31	29.52
合计	4017	1419	35.32	4676	2088	42.93	8693	3507	40.34

表6-1b 2021—2022年度河北省城癌项目肝癌筛查不同特征人群参与率

特征	2021年度			2022年度			合计		
	高危人数	筛查人数	参与率(%)	高危人数	筛查人数	参与率(%)	高危人数	筛查人数	参与率(%)
性别									
男	1704	635	37.27	2193	971	44.28	3897	1606	41.21
女	2313	784	33.90	2483	1117	44.99	4796	1901	39.64
年龄组(岁)									
45–49	198	74	37.37	229	126	55.02	427	200	46.84
50–54	743	303	40.78	882	493	55.90	1625	796	48.98
55–59	992	374	37.70	984	523	53.15	1976	897	45.39
60–64	777	296	38.10	729	375	51.44	1506	671	44.56
65–69	882	253	28.68	1206	384	31.84	2088	637	30.51
70–74	425	119	28.00	646	187	28.95	1071	306	28.57
HBsAg检测									
阳性	346	170	49.13	654	229	35.02	1000	399	39.90
阴性	3671	1249	34.02	4022	1859	46.22	7693	3108	40.40

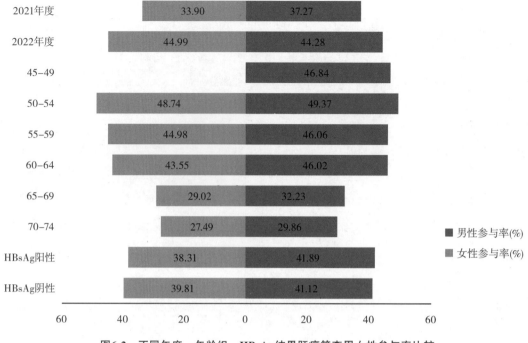

图6-2 不同年度、年龄组、HBsAg结果肝癌筛查男女性参与率比较

二、参加肝癌筛查人群性别分布

2021年度参加肝癌筛查的人群中，男性和女性接受肝癌筛查的人数分别为635人和784人，男女性别比为0.81，见表6-2a。2022年度参加肝癌筛查的人群中，男性和女性接受肝癌筛查的人数分别为971人和1117人，男女性别比为0.87，见表6-2b。

2021—2022年度中参加肝癌筛查的人群中，分性别来看，男性和女性接受肝癌筛查的人数分别为1606人和1901人，女性的参与人数高于男性，男女性别比为0.84。分城市来看，石家庄市男性和女性接受肝癌筛查的人数分别为934人和1045人，男女性别比为0.89。唐山市男性和女性接受肝癌筛查的人数分别为663人和834人，男女性别比为0.79。保定市男性和女性接受肝癌筛查的人数分别为9人和22人，男女性别比为0.41。见表6-2c。

表6-2a 2021年度河北省城癌项目肝癌筛查参与者性别分布

医院	男性		女性		合计	性别比
	筛查人数	比例(%)	筛查人数	比例(%)		
石家庄市合计	366	49.39	375	50.61	741	0.98
河北医科大学第四医院	108	42.86	144	57.14	252	0.75
河北医科大学第一医院	79	78.22	22	21.78	101	3.59
河北省胸科医院	115	47.52	127	52.48	242	0.91
石家庄市第一医院	64	43.84	82	56.16	146	0.78
唐山市合计	269	39.68	409	60.32	678	0.66
开滦总医院	190	36.96	324	63.04	514	0.59
唐山市人民医院	79	48.17	85	51.83	164	0.93
合计	635	44.75	784	55.25	1419	0.81

表6-2b　2022年度河北省城癌项目肝癌筛查参与者性别分布

医院	男性		女性		合计	性别比
	筛查人数	比例(%)	筛查人数	比例(%)		
石家庄市合计	568	45.88	670	54.12	1238	0.85
河北医科大学第四医院	82	39.61	125	60.39	207	0.66
河北医科大学第一医院	69	75.00	23	25.00	92	3.00
河北省胸科医院	163	34.32	312	65.68	475	0.52
石家庄市第一医院	80	43.48	104	56.52	184	0.77
河北省中医院	174	62.14	106	37.86	280	1.64
唐山市合计	394	48.11	425	51.89	819	0.93
开滦总医院	248	54.75	205	45.25	453	1.21
唐山市人民医院	146	39.89	220	60.11	366	0.66
保定市合计	9	29.03	22	70.97	31	0.41
保定市第一中心医院	9	29.03	22	70.97	31	0.41
合计	971	46.50	1117	53.50	2088	0.87

表6-2c　2021—2022年度河北省城癌项目肝癌筛查参与者性别分布

医院	男性		女性		合计	性别比
	筛查人数	比例(%)	筛查人数	比例(%)		
石家庄市合计	934	47.20	1045	52.80	1979	0.89
河北医科大学第四医院	190	41.39	269	58.61	459	0.71
河北医科大学第一医院	148	76.68	45	23.32	193	3.29
河北省胸科医院	278	38.77	439	61.23	717	0.63
石家庄市第一医院	144	43.64	186	56.36	330	0.77
河北省中医院	174	62.14	106	37.86	280	1.64
唐山市合计	663	44.29	834	55.71	1497	0.79
开滦总医院	438	45.29	529	54.71	967	0.83
唐山市人民医院	225	42.45	305	57.55	530	0.74
保定市合计	9	29.03	22	70.97	31	0.41
保定市第一中心医院	9	29.03	22	70.97	31	0.41
合计	1606	45.79	1901	54.21	3507	0.84

三、参加肝癌筛查人群的年龄分布

2021年度，河北省共有1419人参加肝癌筛查，其中55~59岁年龄组参与人数最多，为374人，占26.36%，而45~49岁年龄组人数最少，为74人，占5.21%，见表6-3a。2022年度，河北省共有2088人参加肝癌筛查，其中55~59岁年龄组参与人数最多，为523人，占25.05%，而45~49岁年龄组人数最少，为126人，占6.03%，见表6-3b。

2021—2022年度中，河北省共计有3507人参加肝癌筛查，其中55~59岁年龄组参与人数最多，为897人，占25.58%，而45~49岁年龄组人数最少，为200人，占5.70%。分城市来看，石家庄市参加肝癌筛查人群中，55~59岁年龄组参与人数最多，为528人，占26.68%，而45~49岁年龄组人数最少，为138人，占6.97%，唐山市参加肝癌的筛查人群中，55~59岁年龄组参与人数最多，为364人，占24.32%，而45~49岁年龄组人数最少，为59人，占3.94%，保定市参加肝癌筛查人群中，50~54岁年龄组参与人数最多，为11人，占35.48%，而70~74岁年龄组人数最少，为2人，占6.45%，详见表6-3c。

表6-3a　2021年度河北省城癌项目肝癌筛查参与者年龄分布

医院	45~49		50~54		55~59		60~64		65~69		70~74		合计
	人数	比例(%)	人数	比例(%)	人数	比例(%)	人数	比例(%)	人数	比例(%)	人数	比例(%)	
石家庄市合计	50	6.75	155	20.92	198	26.72	153	20.65	127	17.14	58	7.83	741
河北医科大学第四医院	21	8.33	57	22.62	50	19.84	61	24.21	44	17.46	19	7.54	252
河北医科大学第一医院	2	1.98	20	19.80	27	26.73	21	20.79	18	17.82	13	12.87	101
河北省胸科医院	12	4.96	49	20.25	81	33.47	41	16.94	37	15.29	22	9.09	242
石家庄市第一医院	15	10.27	29	19.86	40	27.40	30	20.55	28	19.18	4	2.74	146
唐山市合计	24	3.54	148	21.83	176	25.96	143	21.09	126	18.58	61	9.00	678
开滦总医院	19	3.70	127	24.71	138	26.85	106	20.62	83	16.15	41	7.98	514
唐山市人民医院	5	3.05	21	12.80	38	23.17	37	22.56	43	26.22	20	12.20	164
合计	74	5.21	303	21.35	374	26.36	296	20.86	253	17.83	119	8.39	1419

表6-3b　2022年度河北省城癌项目肝癌筛查参与者年龄分布

医院	45~49		50~54		55~59		60~64		65~69		70~74		合计
	人数	比例(%)	人数	比例(%)	人数	比例(%)	人数	比例(%)	人数	比例(%)	人数	比例(%)	
石家庄市合计	88	7.11	280	22.62	330	26.66	222	17.93	229	18.50	89	7.19	1238
河北医科大学第四医院	9	4.35	49	23.67	64	30.92	34	16.43	34	16.43	17	8.21	207
河北医科大学第一医院	2	2.17	16	17.39	26	28.26	18	19.57	22	23.91	8	8.70	92
河北省胸科医院	16	3.37	92	19.37	128	26.95	106	22.32	101	21.26	32	6.74	475
石家庄市第一医院	12	6.52	34	18.48	45	24.46	33	17.93	44	23.91	16	8.70	184
河北省中医院	49	17.50	89	31.79	67	23.93	31	11.07	28	10.00	16	5.71	280
唐山市合计	35	4.27	202	24.66	188	22.95	146	17.83	152	18.56	96	11.72	819
开滦总医院	27	5.96	106	23.40	84	18.54	78	17.22	95	20.97	63	13.91	453
唐山市人民医院	8	2.19	96	26.23	104	28.42	68	18.58	57	15.57	33	9.02	366
保定市合计	3	9.68	11	35.48	5	16.13	7	22.58	3	9.68	2	6.45	31
保定市第一中心医院	3	9.68	11	35.48	5	16.13	7	22.58	3	9.68	2	6.45	31
合计	126	6.03	493	23.61	523	25.05	375	17.96	384	18.39	187	8.96	2088

表6-3c 2021—2022年度河北省城癌项目肝癌筛查参与者年龄分布

医院	45-49		50-54		55-59		60-64		65-69		70-74		合计
	人数	比例(%)	人数	比例(%)	人数	比例(%)	人数	比例(%)	人数	比例(%)	人数	比例(%)	
石家庄市合计	138	6.97	435	21.98	528	26.68	375	18.95	356	17.99	147	7.43	1979
河北医科大学第四医院	30	6.54	106	23.09	114	24.84	95	20.70	78	16.99	36	7.84	459
河北医科大学第一医院	4	2.07	36	18.65	53	27.46	39	20.21	40	20.73	21	10.88	193
河北省胸科医院	28	3.91	141	19.67	209	29.15	147	20.50	138	19.25	54	7.53	717
石家庄市第一医院	27	8.18	63	19.09	85	25.76	63	19.09	72	21.82	20	6.06	330
河北省中医院	49	17.50	89	31.79	67	23.93	31	11.07	28	10.00	16	5.71	280
唐山市合计	59	3.94	350	23.38	364	24.32	289	19.31	278	18.57	157	10.49	1497
开滦总医院	46	4.76	233	24.10	222	22.96	184	19.03	178	18.41	104	10.75	967
唐山市人民医院	13	2.45	117	22.08	142	26.79	105	19.81	100	18.87	53	10.00	530
保定市合计	3	9.68	11	35.48	5	16.13	7	22.58	3	9.68	2	6.45	31
保定市第一中心医院	3	9.68	11	35.48	5	16.13	7	22.58	3	9.68	2	6.45	31
合计	200	5.70	796	22.70	897	25.58	671	19.13	637	18.16	306	8.73	3507

第三节　肝癌筛查检出情况

一、各年度肝癌筛查肝脏相关疾病检出情况

2021年度共发现肝硬化14例，检出率为0.99%，检出率最高的医院为河北医科大学第四医院，检出率为2.78%，检出率最低的医院为开滦总医院和唐山市人民医院，均未检出肝硬化患者；共检出肝占位性病变3例，检出率为0.21%，河北医科大学第四医院检出率最高，为1.19%，河北医科大学第一医院、河北省胸科医院、石家庄市第一医院、唐山市人民医院和开滦总医院检出率最低，均未检出肝占位患者；共检出AFP阳性30例，检出率为2.11%，河北医科大学第四医院检出率最高，为6.35%，石家庄市第一医院检出率最低，为0.68%；检出乙肝表面抗原阳性170例，检出率为11.98%，河北医科大学第一医院检出率最高，为64.36%，开滦总医院检出率最低，为0.78%。2021年度，城市癌症早诊早治项目中未检出疑似肝癌患者。见表6-4a，图6-3a。

2022年度共发现肝硬化8例，检出率为0.38%，检出率最高的为保定市第一中心医院，检出率为3.23%，检出率最低的医院为河北医科大学第一医院、河北省中医院和开滦总医院，均未检出肝硬化患者；共检出肝占位性病变13例，检出率为0.62%，河北省胸科医院检出率最高，为1.26%，检出率最低的是开滦总医院和保定市第一中心医院，未检出肝占位性病变；共检出AFP阳性46例，检出率为2.20%，保定市第一中心医院检出率最高，为9.68%，河北省胸科医院检出率最低，为0.84%；共检出乙肝表面抗原阳性229例，检出率为10.97%，保定市第一中心医院检出率最高，为51.61%，开滦总医院检出率最低，未检出阳性。2022年度，城市癌症早诊早治项目中未检出疑似肝癌患者。见表6-4b，图6-3b。

2021—2022年度共发现肝硬化22例，检出率为0.63%，检出率最高的为保定市第一中心医院，检出率为3.23%，检出率最低的为河北省中医院和开滦总医院，均未检出肝硬化患者；共检出肝占位性病变16例，检出率为0.46%，河北医科大学第四医院检出率最高，为0.87%，开滦总医院和保定市第一中心医院未检出肝占位性病变；共检出AFP阳性76例，检出率为2.17%，保定市第一中心医院检出率最高，为9.68%，河北胸科医院检出率最低，检出率为0.84%。检出乙肝表面抗原阳性399例，检出率为11.38%，保定市第一中心医院检出率最高，为51.61%，开滦总医院检出率最低，检出率为0.41%。2021—2022年度，城市癌症早诊早治项目中未检出疑似肝癌患者。见表6-4c，图6-3c。

2021年度共发现肝血管瘤55例，检出率为3.88%，检出率最高的医院为唐山市人民医院，检出率为7.32%，检出率最低的医院为河北省胸科医院，检出率为1.65%；共检出肝囊肿247例，检出率为17.41%，河北医科大学第四医院检出率最高，为25.40%，河北省胸科医院检出率最低，检出率为10.74%，见表6-5a。

2022年度共发现肝血管瘤100例，检出率为4.79%，检出率最高的医院为保定市第一中心医院，检出率为9.68%，检出率最低的医院为河北医科大学第四医院，检出率为2.42%；共检出肝囊肿399例，检出率为19.11%，石家庄市第一医院检出率最高，为28.80%，河北医科大学第四医院检出率最低，检出率为9.66%，见表6-5b。

2021—2022年度共发现肝血管瘤155例，检出率为4.42%，检出率最高的医院为保定市第一中心医院，检出率为9.68%，检出率最低的医院为开滦总医院，检出率为3.00%；共检出肝囊肿646例，检出率为18.42%，石家庄市第一医院检出率最高，为23.03%，河北省胸科医院检出率最低，检出率为13.53%，见表6-5c。

表6-4a　2021年度河北省城癌项目各承担医院肝癌筛查结果

医院	筛查人数	肝硬化		肝占位*		疑似肝癌		AFP阳性		HBsAg阳性	
		例数	检出率(%)	例数	检出率(%)	例数	检出率(%)	例数	检出率(%)	例数	检出率(%)
石家庄市合计	741	14	1.89	3	0.40	0	0	21	2.83	156	21.05
河北医科大学第四医院	252	7	2.78	3	1.19	0	0	16	6.35	58	23.02
河北医科大学第一医院	101	1	0.99	0	0	0	0	2	1.98	65	64.36
河北省胸科医院	242	5	2.07	0	0	0	0	2	0.83	7	2.89
石家庄市第一医院	146	1	0.68	0	0	0	0	1	0.68	26	17.81
唐山市合计	678	0	0	0	0	0	0	9	1.33	14	2.06
开滦总医院	514	0	0	0	0	0	0	6	1.17	4	0.78
唐山市人民医院	164	0	0	0	0	0	0	3	1.83	10	6.10
合计	1419	14	0.99	3	0.21	0	0	30	2.11	170	11.98

*：肝占位指肝占位性病变，不包括肝血管瘤和肝囊肿。

表6-4b　2022年度河北省城癌项目各承担医院肝癌筛查结果

医院	筛查人数	肝硬化		肝占位*		疑似肝癌		AFP阳性		HBsAg阳性	
		例数	检出率(%)	例数	检出率(%)	例数	检出率(%)	例数	检出率(%)	例数	检出率(%)
石家庄市合计	1238	6	0.48	12	0.97	0	0	27	2.18	128	10.34
河北医科大学第四医院	207	4	1.93	1	0.48	0	0	9	4.35	43	20.77
河北医科大学第一医院	92	0	0	1	1.09	0	0	1	1.09	18	19.57
河北省胸科医院	475	1	0.21	6	1.26	0	0	4	0.84	6	1.26
石家庄市第一医院	184	1	0.54	2	1.09	0	0	4	2.17	52	28.26
河北省中医院	280	0	0	2	0.71	0	0	9	3.21	9	3.21
唐山市合计	819	1	0.12	1	0.12	0	0	16	1.95	85	10.38
开滦总医院	453	0	0	0	0	0	0	6	1.32	0	0
唐山市人民医院	366	1	0.27	1	0.27	0	0	10	2.73	85	23.22
保定市合计	31	1	3.23	0	0	0	0	3	9.68	16	51.61
保定市第一中心医院	31	1	3.23	0	0	0	0	3	9.68	16	51.61
合计	2088	8	0.38	13	0.62	0	0	46	2.20	229	10.97

*：肝占位指肝占位性病变，不包括肝血管瘤和肝囊肿。

表6-5c　2021—2022年度河北省城癌项目各承担医院肝癌筛查结果

医院	筛查人数	肝硬化		肝占位*		疑似肝癌		AFP阳性		HBsAg阳性	
		例数	检出率(%)	例数	检出率(%)	例数	检出率(%)	例数	检出率(%)	例数	检出率(%)
石家庄市合计	1979	20	1.01	15	0.76	0	0	48	2.43	284	14.35
河北医科大学第四医院	459	11	2.40	4	0.87	0	0	25	5.45	101	22.00
河北医科大学第一医院	193	1	0.52	1	0.52	0	0	3	1.55	83	43.01
河北省胸科医院	717	6	0.84	6	0.84	0	0	6	0.84	13	1.81
石家庄市第一医院	330	2	0.61	2	0.61	0	0	5	1.52	78	23.64
河北省中医院	280	0	0	2	0.71	0	0	9	3.21	9	3.21
唐山市合计	1497	1	0.07	1	0.07	0	0	25	1.67	99	6.61
开滦总医院	967	0	0	0	0	0	0	12	1.24	4	0.41
唐山市人民医院	530	1	0.19	1	0.19	0	0	13	2.45	95	17.92
保定市合计	31	1	3.23	0	0	0	0	3	9.68	16	51.61
保定市第一中心医院	31	1	3.23	0	0	0	0	3	9.68	16	51.61
合计	3507	22	0.63	16	0.46	0	0	76	2.17	399	11.38

＊：肝占位指肝占位性病变，不包括肝血管瘤和肝囊肿。

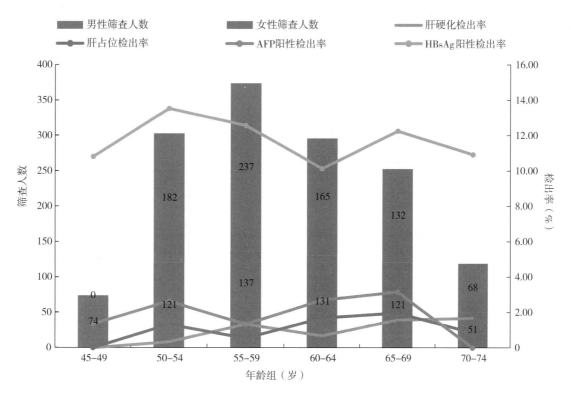

图6-3a　2021年度河北省城癌项目肝癌筛查及检出率分布

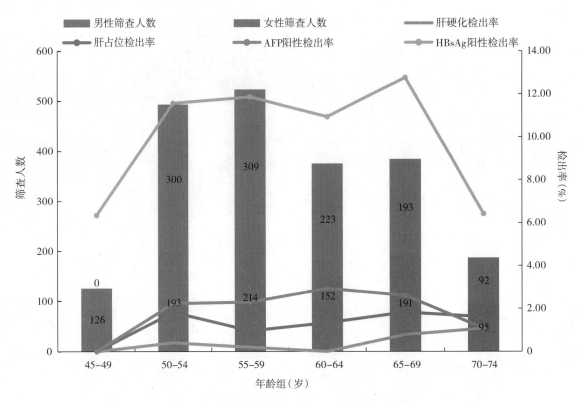

图6-3b 2022年度河北省城癌项目肝癌筛查及检出率分布

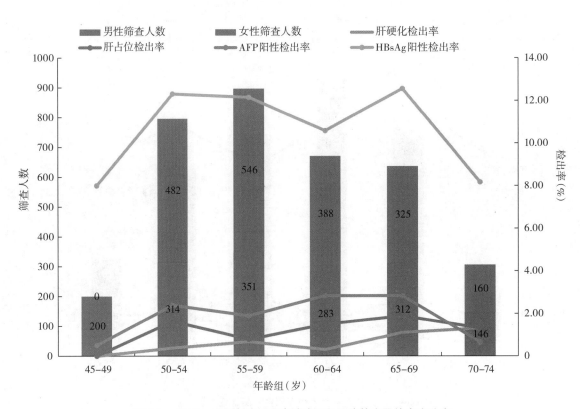

图6-3c 2021—2022年度河北省城癌项目肝癌筛查及检出率分布

表6-5a　2021年度河北省城癌项目各承担医院肝血管瘤、肝囊肿检出结果

医院	筛查人数	肝血管瘤		肝囊肿	
		例数	检出率(%)	例数	检出率(%)
石家庄市合计	741	30	4.05	132	17.81
河北医科大学第四医院	252	16	6.35	64	25.40
河北医科大学第一医院	101	6	5.94	19	18.81
河北省胸科医院	242	4	1.65	26	10.74
石家庄市第一医院	146	4	2.74	23	15.75
唐山市合计	678	25	3.69	115	16.96
开滦总医院	514	13	2.53	80	15.56
唐山市人民医院	164	12	7.32	35	21.34
合计	1419	55	3.88	247	17.41

表6-5b　2022年度河北省城癌项目各承担医院肝血管瘤、肝囊肿检出结果

医院	筛查人数	肝血管瘤		肝囊肿	
		例数	检出率(%)	例数	检出率(%)
石家庄市合计	1238	64	5.17	215	17.37
河北医科大学第四医院	207	5	2.42	20	9.66
河北医科大学第一医院	92	4	4.35	19	20.65
河北省胸科医院	475	23	4.84	71	14.95
石家庄市第一医院	184	9	4.89	53	28.80
河北省中医院	280	23	8.21	52	18.57
唐山市合计	819	33	4.03	179	21.86
开滦总医院	453	16	3.53	94	20.75
唐山市人民医院	366	17	4.64	85	23.22
保定市合计	31	3	9.68	5	16.13
保定市第一中心医院	31	3	9.68	5	16.13
合计	2088	100	4.79	399	19.11

表6-5c　2021—2022年度河北省城癌项目各承担医院肝血管瘤、肝囊肿检出结果

医院	筛查人数	肝血管瘤		肝囊肿	
		例数	检出率(%)	例数	检出率(%)
石家庄市合计	1979	94	4.75	347	17.53
河北医科大学第四医院	459	21	4.58	84	18.30
河北医科大学第一医院	193	10	5.18	38	19.69
河北省胸科医院	717	27	3.77	97	13.53
石家庄市第一医院	330	13	3.94	76	23.03
河北省中医院	280	23	8.21	52	18.57
唐山市合计	1497	58	3.87	294	19.64
开滦总医院	967	29	3.00	174	17.99
唐山市人民医院	530	29	5.47	120	22.64
保定市合计	31	3	9.68	5	16.13
保定市第一中心医院	31	3	9.68	5	16.13
合计	3507	155	4.42	646	18.42

二、各年度肝癌筛查肝硬化检出情况

2021年度河北省城市癌症早诊早治项目筛查人群中，共检出肝硬化14例，检出率为0.99%。分性别来看，男性和女性均检出肝硬化7例，肝硬化检出率分别为1.10%和0.89%，男性检出率高于女性。从年龄来看，70~74岁和65~69岁年龄组肝硬化检出率较高，分别为1.68%和1.58%，而45~49岁年龄组最低，未检出肝硬化患者。见表6-6a。

2022年度河北省城市癌症早诊早治项目筛查人群中，共检出肝硬化8例，检出率为0.38%。分性别来看，男性和女性分别检出肝硬化6例和2例，肝硬化检出率分别为0.62%和0.18%，男性检出率高于女性。从年龄来看，70~74岁和65~69岁年龄组肝硬化检出率较高，分别为1.07%和0.78%，而45~49岁年龄组和60~64岁年龄组最低，未检出肝硬化患者。见表6-6b。

2021—2022年度河北省城市癌症早诊早治项目筛查人群中，共检出肝硬化22例，检出率为0.63%。分性别来看，男性和女性分别检出肝硬化13例和9例，肝硬化检出率分别为0.81%和0.47%，男性检出率依然高于女性。从年龄来看，肝硬化检出率有随着年龄增长逐渐升高的趋势，检出率最高的为70~74岁年龄组，检出率为1.31%，而45~49年龄组检出率最低，未检出肝硬化患者。见表6-6c。

表6-6a　2021年度河北省城癌项目肝癌筛查肝硬化检出情况

年龄组(岁)	男性			女性			合计		
	筛查人数	肝硬化	检出率(%)	筛查人数	肝硬化	检出率(%)	筛查人数	肝硬化	检出率(%)
45-49	74	0	0	–	–	–	74	0	0
50-54	121	1	0.83	182	0	0	303	1	0.33
55-59	137	2	1.46	237	3	1.27	374	5	1.34
60-64	131	2	1.53	165	0	0	296	2	0.68
65-69	121	2	1.65	132	2	1.52	253	4	1.58
70-74	51	0	0	68	2	2.94	119	2	1.68
合计	635	7	1.10	784	7	0.89	1419	14	0.99

表6-6b　2022年度河北省城癌项目肝癌筛查肝硬化检出情况

年龄组 （岁）	男性			女性			合计		
	筛查人数	肝硬化	检出率(%)	筛查人数	肝硬化	检出率(%)	筛查人数	肝硬化	检出率(%)
45~49	126	0	0	–	–	–	126	0	0
50~54	193	1	0.52	300	1	0.33	493	2	0.41
55~59	214	1	0.47	309	0	0	523	1	0.19
60~64	152	0	0	223	0	0	375	0	0
65~69	191	3	1.57	193	0	0	384	3	0.78
70~74	95	1	1.05	92	1	1.09	187	2	1.07
合计	971	6	0.62	1117	2	0.18	2088	8	0.38

表6-6c　2021—2022年度河北省城癌项目肝癌筛查肝硬化检出情况

年龄组 （岁）	男性			女性			合计		
	筛查人数	肝硬化	检出率(%)	筛查人数	肝硬化	检出率(%)	筛查人数	肝硬化	检出率(%)
45~49	200	0	0	–	–	–	200	0	0
50~54	314	2	0.64	482	1	0.21	796	3	0.38
55~59	351	3	0.85	546	3	0.55	897	6	0.67
60~64	283	2	0.71	388	0	0.00	671	2	0.30
65~69	312	5	1.60	325	2	0.62	637	7	1.10
70~74	146	1	0.68	160	3	1.88	306	4	1.31
合计	1606	13	0.81	1901	9	0.47	3507	22	0.63

三、各年度肝癌筛查肝占位性病变检出情况

2021年度河北省城市癌症早诊早治项目筛查人群中，共检出肝占位性病变3例，检出率为0.21%。分性别来看，男性检出肝占位性病变3例，肝占位性病变检出率为0.47%，女性未检出。从年龄来看，60~64岁以及65~69岁年龄组肝占位性病变检出率较高，分别为0.68%和0.40%，其余年龄组，均未检出肝占位性病变患者。见表6-7a。

2022年度河北省城市癌症早诊早治项目筛查人群中，共检出肝占位性病变13例，检出率为0.62%。分性别来看，男性和女性分别检出肝占位性病变4例和9例，肝占位性病变检出率分别为0.41%和0.81%，男性检出率低于女性。从年龄来看，55~59岁和50~54岁年龄组肝占位性病变检出率较高，分别为0.96%和0.81%，而45~49岁年龄组和70~74岁年龄组未检出肝占位性病变患者。见表6-7b。

2021—2022年度中，河北省城市癌症早诊早治项目肝癌筛查共检出肝占位性病变16例，检出率为0.46%。分性别来看，男性和女性分别检出肝占位性病变7例和9例，肝占位性病变检出率分别为0.44%和0.47%，男性检出率低于女性。从年龄来看，检出率最高的为65~69岁以及55~59岁年龄组，检出率分别为0.63%和0.56%，而45~49岁年龄组和70~74岁年龄组检出率未检出肝占位性病变患者。见表6-7c。

表6-7a　2021年度河北省城癌项目肝癌筛查肝占位检出情况

年龄组(岁)	男性			女性			合计		
	筛查人数	肝占位	检出率(%)	筛查人数	肝占位	检出率(%)	筛查人数	肝占位	检出率(%)
45–49	74	0	0	–	–	–	74	0	0
50–54	121	0	0	182	0	0	303	0	0
55–59	137	0	0	237	0	0	374	0	0
60–64	131	2	1.53	165	0	0	296	2	0.68
65–69	121	1	0.83	132	0	0	253	1	0.40
70–74	51	0	0	68	0	0	119	0	0
合计	635	3	0.47	784	0	0	1419	3	0.21

表6-7b　2022年度河北省城癌项目肝癌筛查肝占位检出情况

年龄组(岁)	男性			女性			合计		
	筛查人数	肝占位	检出率(%)	筛查人数	肝占位	检出率(%)	筛查人数	肝占位	检出率(%)
45–49	126	0	0	–	–	–	126	0	0
50–54	193	0	0	300	4	1.33	493	4	0.81
55–59	214	2	0.93	309	3	0.97	523	5	0.96
60–64	152	0	0	223	1	0.45	375	1	0.27
65~69	191	2	1.05	193	1	0.52	384	3	0.78
70~74	95	0	0	92	0	0	187	0	0
合计	971	4	0.41	1117	9	0.81	2088	13	0.62

表6-7c　2021—2022年度河北省城癌项目肝癌筛查肝占位检出情况

年龄组(岁)	男性			女性			合计		
	筛查人数	肝占位	检出率(%)	筛查人数	肝占位	检出率(%)	筛查人数	肝占位	检出率(%)
45–49	200	0	0	–	–	–	200	0	0
50–54	314	0	0	482	4	0.83	796	4	0.50
55–59	351	2	0.57	546	3	0.55	897	5	0.56
60–64	283	2	0.71	388	1	0.26	671	3	0.45
65–69	312	3	0.96	325	1	0.31	637	4	0.63
70–74	146	0	0	160	0	0.00	306	0	0
合计	1606	7	0.44	1901	9	0.47	3507	16	0.46

四、各年度肝癌筛查血标本AFP检出情况

2021年度河北省城市癌症早诊早治项目筛查人群中，共检出AFP阳性30例，检出率为2.11%。分性别来看，男性和女性分别检出AFP阳性10例和20例，AFP阳性检出率分别为1.57%和2.55%，男性检出率低于女性。从年龄来看，65~69岁以及60~64岁年龄组AFP阳性检出率较高，分别为3.16%和2.70%，而70~74岁年龄组检出率最低，未检出AFP阳性者。见表6-8a。

2022年度河北省城市癌症早诊早治项目筛查人群中，共检出AFP阳性46例，检出率为2.20%。分性别来看，男性和女性分别检出AFP阳性15例和31例，AFP阳性检出率分别为1.54%和2.78%，男性检出率低于女性。从年龄来看，60~64岁组AFP阳性检出率较高，为2.93%，而45~49组AFP阳性检出率最低，未检出AFP阳性者。见表6-8b。

2021—2022年度中，河北省城市癌症早诊早治项目筛查人群共检出AFP阳性76例，检出率为2.17%。分性别来看，男性和女性分别检出AFP阳性25例和51例，AFP阳性检出率分别为1.56%和2.68%，男性检出率低于女性。从年龄来看，AFP阳性检出率最高的为60~64岁年龄组，检出率为2.83%，而45~49年龄组检出率最低，检出率为0.50%。见表6-8c。

在AFP阳性人群中，肝占位检出率为1.32%，AFP阴性人群中，肝占位检出率为0.35%，AFP阳性人群肝占位的检出率更高。在AFP阳性人群中，肝硬化检出率为2.63%，AFP阴性人群中，肝硬化检出率为0.59%，AFP阳性人群肝硬化的检出率更高。见图6-4。

表6-8a　2021年度河北省城癌项目肝癌筛查AFP阳性检出情况

年龄组 （岁）	男性			女性			合计		
	筛查人数	AFP阳性	检出率(%)	筛查人数	AFP阳性	检出率(%)	筛查人数	AFP阳性	检出率(%)
45-49	74	1	1.35	–	–	–	74	1	1.35
50-54	121	1	0.83	182	7	3.85	303	8	2.64
55-59	137	3	2.19	237	2	0.84	374	5	1.34
60-64	131	3	2.29	165	5	3.03	296	8	2.70
65-69	121	2	1.65	132	6	4.55	253	8	3.16
70-74	51	0	0.00	68	0	0.00	119	0	0.00
合计	635	10	1.57	784	20	2.55	1419	30	2.11

表6-8b　2022年度河北省城癌项目肝癌筛查AFP阳性检出情况

年龄组 （岁）	男性			女性			合计		
	筛查人数	AFP阳性	检出率(%)	筛查人数	AFP阳性	检出率(%)	筛查人数	AFP阳性	检出率(%)
45-49	126	0	0	–	–	–	126	0	0
50-54	193	2	1.04	300	9	3.00	493	11	2.23
55-59	214	4	1.87	309	8	2.59	523	12	2.29
60-64	152	3	1.97	223	8	3.59	375	11	2.93
65-69	191	5	2.62	193	5	2.59	384	10	2.60
70-74	95	1	1.05	92	1	1.09	187	2	1.07
合计	971	15	1.54	1117	31	2.78	2088	46	2.20

表6-8c　2021—2022年度河北省城癌项目肝癌筛查AFP阳性检出情况

年龄组（岁）	男性			女性			合计		
	筛查人数	AFP阳性	检出率(%)	筛查人数	AFP阳性	检出率(%)	筛查人数	AFP阳性	检出率(%)
45~49	200	1	0.50	–	–	–	200	1	0.50
50~54	314	3	0.96	482	16	3.32	796	19	2.39
55~59	351	7	1.99	546	10	1.83	897	17	1.90
60~64	283	6	2.12	388	13	3.35	671	19	2.83
65~69	312	7	2.24	325	11	3.38	637	18	2.83
70~74	146	1	0.68	160	1	0.63	306	2	0.65
合计	1606	25	1.56	1901	51	2.68	3507	76	2.17

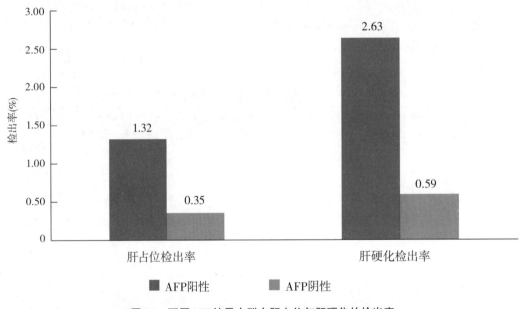

图6-4　不同AFP结果人群中肝占位与肝硬化的检出率

五、各年度肝癌筛查HBsAg阳性检出情况

2021年度河北省城市癌症早诊早治项目筛查人群中，共检出HBsAg阳性170例，检出率为11.98%。分性别来看，男性和女性分别检出HBsAg阳性100例和70例，HBsAg阳性检出率分别为15.75%和8.93%，男性检出率高于女性。从年龄来看，50~54岁年龄组HBsAg阳性检出率最高，检出率为13.53%，而60~64岁年龄组检出率最低，为10.14%。见表6-9a。

2022年度河北省城市癌症早诊早治项目筛查人群中，共检出HBsAg阳性229例，检出率为10.97%。分性别来看，男性和女性分别检出HBsAg阳性86例和143例，HBsAg阳性检出率分别为8.86%和12.80%，男性检出率低于女性。从年龄来看，65~69岁HBsAg阳性检出率最高，为12.76%，而45~49岁HBsAg阳性检出率最低，检出率为6.35%。见表6-9b。

2021—2022年度中，河北省城市癌症早诊早治项目筛查人群中共检出HBsAg阳性399例，检出率为11.38%。分性别来看，男性和女性分别检出HBsAg阳性186例和213例，HBsAg阳性检出率分别为11.58%和11.20%，男性检出率高于女性。从年龄来看，HBsAg阳性检出率较高的为65~69岁年龄组，检出率为

12.56%，而45~49岁年龄组检出率最低，检出率为8.00%。见表6-9c。

　　在HBsAg阳性人群中，肝占位检出率为1.00%，HBsAg阴性人群中，肝占位检出率为0.39%，HBsAg阳性人群肝占位的检出率更高。在HBsAg阳性人群中，肝硬化检出率为2.51%，HBsAg阴性人群中，肝硬化检出率为0.39%，HBsAg阳性人群肝硬化的检出率更高。见图6-5。

表6-9a　2021年度河北省城癌项目肝癌筛查HBsAg阳性检出情况

年龄组（岁）	男性			女性			合计		
	筛查人数	HBsAg阳性	检出率(%)	筛查人数	HBsAg阳性	检出率(%)	筛查人数	HBsAg阳性	检出率(%)
45-49	74	8	10.81	–	–	–	74	8	10.81
50-54	121	21	17.36	182	20	10.99	303	41	13.53
55-59	137	22	16.06	237	25	10.55	374	47	12.57
60-64	131	21	16.03	165	9	5.45	296	30	10.14
65-69	121	22	18.18	132	9	6.82	253	31	12.25
70-74	51	6	11.76	68	7	10.29	119	13	10.92
合计	635	100	15.75	784	70	8.93	1419	170	11.98

表6-9b　2022年度河北省城癌项目肝癌筛查HBsAg阳性检出情况

年龄组（岁）	男性			女性			合计		
	筛查人数	HBsAg阳性	检出率(%)	筛查人数	HBsAg阳性	检出率(%)	筛查人数	HBsAg阳性	检出率(%)
45-49	126	8	6.35	–	–	–	126	8	6.35
50-54	193	18	9.33	300	39	13.00	493	57	11.56
55-59	214	23	10.75	309	39	12.62	523	62	11.85
60-64	152	14	9.21	223	27	12.11	375	41	10.93
65-69	191	21	10.99	193	28	14.51	384	49	12.76
70-74	95	2	2.11	92	10	10.87	187	12	6.42
合计	971	86	8.86	1117	143	12.80	2088	229	10.97

表6-9c　2021—2022年度河北省城癌项目肝癌筛查HBsAg阳性检出情况

年龄组（岁）	男性			女性			合计		
	筛查人数	HBsAg阳性	检出率(%)	筛查人数	HBsAg阳性	检出率(%)	筛查人数	HBsAg阳性	检出率(%)
45-49	200	16	8.00	–	–	–	200	16	8.00
50-54	314	39	12.42	482	59	12.24	796	98	12.31
55-59	351	45	12.82	546	64	11.72	897	109	12.15
60-64	283	35	12.37	388	36	9.28	671	71	10.58
65-69	312	43	13.78	325	37	11.38	637	80	12.56
70-74	146	8	5.48	160	17	10.63	306	25	8.17
合计	1606	186	11.58	1901	213	11.20	3507	399	11.38

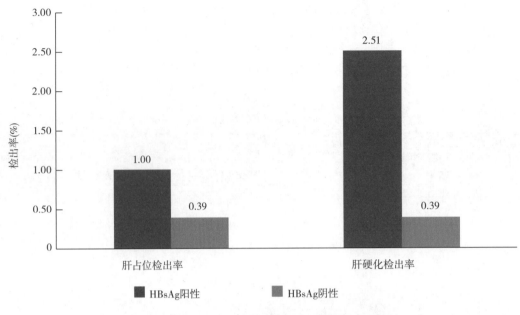

图6-5　不同**HBsAg**结果人群中肝占位与肝硬化的检出率

六、结　论

　　2021—2022年度河北省肝癌筛查的依从性较好，参与人数较多，但项目对河北省共3507例肝癌高危人群进行肝癌筛查，未发现疑似肝癌患者，发现肝硬化患者22例和肝占位性病变患者16例。在AFP阳性人群中，肝占位性病变的检出率是AFP阴性人群的3.77倍，肝硬化的检出率是AFP阴性人群的4.46倍。在HBsAg阳性人群中，肝占位性病变的检出率是HBsAg阴性人群的2.56倍，肝硬化的检出率是HBsAg阴性人群的6.44倍。因此应对这部分人高度关注，建议其定期复查。

　　肝癌作为我国常见的恶性肿瘤，严重威胁着居民健康，造成较重的疾病负担，确定肝癌高危人群和选择合适的筛查方法是肝癌筛查的重点和难点。下一步应该继续浓缩高危人群，提高肝癌检出率。基因、分子标志物等相关研究是目前肝癌筛查研究的新趋势，不断优化筛查策略，实现精准筛查、早诊早治是今后的目标。

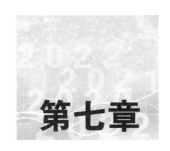

第七章

结直肠癌筛查

河北省城市癌症早诊早治项目采用整群随机抽样的方法，在石家庄市、唐山市和保定市社区选取45~74岁的常住人口填写《防癌风险评估问卷》，并通过"防癌风险评估系统"进行评估，邀请评估结果为结直肠癌高危的居民在项目指定医院进行结肠镜检查，对结肠镜下的异常发现取组织标本进行病理检查以明确诊断。由经过培训的专业人员填写《"城市癌症早诊早治项目"结直肠癌筛查结果记录表》和《"城市癌症早诊早治项目"结直肠癌筛查病理诊断表》。所有的数据通过核查后由专业人员录入到"河北省癌症早诊早治信息平台"。

2021—2022年度河北省城市癌症早诊早治项目评估为结直肠癌高危人群19 295人，共有3636人参与了结直肠癌筛查，参与率为18.84%；其中，参加结直肠癌筛查的男性2082人，占比57.26%，参加结直肠癌筛查的女性1554人，占比42.74%。其中完成病理检查者1801例，病理检查率为49.53%。在参加结肠镜检查者中，55~59岁年龄组人群所占比例最高，构成比为22.36%，70~74岁年龄组所占比例最低，构成比为8.09%。通过结肠镜检查结合病理诊断，共检出结直肠癌前病变255例(7.01%)，结直肠癌25例(0.69%)，除此之外，检出息肉1543例(42.44%)、肠道慢性炎症187例(5.14%)。男性结直肠病变的检出率高于女性，随着年龄的增长，结直肠癌以及癌前病变检出率基本呈现逐渐升高的趋势。

河北省城市癌症早诊早治项目开展结直肠癌高危人群的结肠镜筛查可以有效地检出结直肠癌和癌前病变，实现结直肠癌的早期发现、早期诊断和早期干预。结肠镜筛查参与率有待于进一步提高，在将来工作中应该加大组织宣传力度。总体上各承担医院的病理检查率参差不齐，应该着重加强对项目各承担医院内相关医生对活检的重视和对方案的执行力度，保证筛查的质量和效果。男性结直肠病变的检出率高于女性；随着年龄的增长，结直肠癌以及癌前病变检出率基本呈现逐渐升高的趋势；FIT检测为阳性的人群，其结直肠癌的检出率高于阴性人群。因此应该重点关注男性人群、老年人群以及FIT检查阳性结果人群的结直肠癌筛查。

第一节　结直肠癌筛查方法及流程

城市癌症早诊早治项目通过《防癌风险评估问卷》调查和"防癌风险评估系统"评估出的结直肠癌高危人群，对其进行结肠镜检查，镜下阳性发现者行指示性活检和病理诊断。由专人填写《"城市癌症早诊早治项目"结直肠癌筛查结果记录表》和《"城市癌症早诊早治项目"结直肠癌筛查病理诊断表》，并录入到项目数据库。

结直肠癌前病变定义：病理诊断表中，病理诊断为无蒂锯齿状腺瘤、绒毛状腺瘤、管状绒毛状腺瘤、腺上皮高级别上皮内瘤变(异型增生)、腺上皮高级别上皮内瘤变(黏膜内腺癌)，或传统锯齿状腺瘤、锯齿状息肉不能分类、管状腺瘤同时伴腺瘤大小≥1cm(需结合结肠镜检查结果)。

结直肠癌定义：病理诊断表中，病理诊断为浸润性腺癌、癌不能分类和恶性肿瘤不能分类。

结直肠癌筛查流程见图7-1。

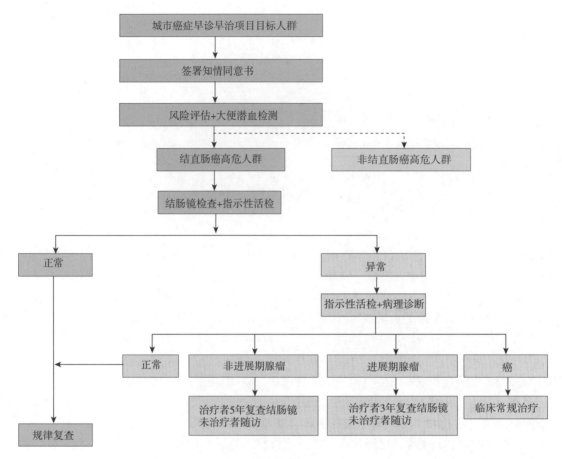

图7-1 结直肠癌筛查流程

第二节 结直肠癌筛查参与人群基本情况

一、结直肠癌筛查的参与率情况

2021年度评估为结直肠癌高风险人群8905人，进行结直肠癌筛查1748人，参与率为19.63%；其中石家庄市和唐山市分别进行结直肠癌筛查1177人和571人，参与率分别为25.13%和13.52%。2022年度评估为结直肠癌高风险人群10 390人，进行结直肠癌筛查1888人，参与率为18.17%；其中石家庄市、唐山市和保定市分别进行结直肠癌筛查1392人、354人和142人，参与率分别为27.60%、7.21%和32.72%。见表7-1a。

2021—2022年度评估为结直肠癌高风险人群19 295人，进行结直肠癌筛查3636人，参与率为18.84%；其中石家庄市、唐山市和保定市参与率分别为26.41%、10.13%和32.72%，见表7-1a。分性别分析，女性参与率(20.21%)略高于男性(17.94%)。随着年龄的增长，结直肠癌筛查参与率逐渐下降，从45~49岁组的25.88%下降到70~74岁的10.04%。FIT阳性结果人群的参与率为32.69%，显著高于FIT阴性结果人群参与率(16.65%)，见表7-1b和图7-2。

表7-1a 2021—2022年度河北省城癌项目结直肠癌筛查参与率分布

医院	2021年度			2022年度			合计		
	高危人数	筛查人数	参与率(%)	高危人数	筛查人数	参与率(%)	高危人数	筛查人数	参与率(%)
石家庄市合计	4683	1177	25.13	5044	1392	27.60	9727	2569	26.41
河北医科大学第四医院	1884	420	22.29	1866	438	23.47	3750	858	22.88
河北医科大学第一医院	666	305	45.80	603	286	47.43	1269	591	46.57
河北省胸科医院	1055	43	4.08	954	46	4.82	2009	89	4.43
石家庄市第一医院	1078	409	37.94	1221	507	41.52	2299	916	39.84
河北省中医院	–	–	–	400	115	28.75	400	115	28.75
唐山市合计	4222	571	13.52	4912	354	7.21	9134	925	10.13
开滦总医院	1957	235	12.01	2184	150	6.87	4141	385	9.30
唐山市人民医院	2265	336	14.83	2728	204	7.48	4993	540	10.82
保定市合计	–	–	–	434	142	32.72	434	142	32.72
保定市第一中心医院	–	–	–	434	142	32.72	434	142	32.72
合计	8905	1748	19.63	10390	1888	18.17	19295	3636	18.84

表7-1b 2021—2022年度河北省城癌项目结直肠癌筛查参与率特征分布

特征	2021年度			2022年度			合计		
	高危人数	筛查人数	参与率(%)	高危人数	筛查人数	参与率(%)	高危人数	筛查人数	参与率(%)
性别									
男性	5221	988	18.92	6384	1094	17.14	11605	2082	17.94
女性	3684	760	20.63	4006	794	19.82	7690	1554	20.21
年龄组(岁)									
45–49	925	261	28.22	903	212	23.48	1828	473	25.88
50–54	1230	333	27.07	1244	307	24.68	2474	640	25.87
55–59	1800	367	20.39	1912	446	23.33	3712	813	21.90
60–64	1498	325	21.70	1445	334	23.11	2943	659	22.39
65–69	2309	338	14.64	3101	419	13.51	5410	757	13.99
70–74	1143	124	10.85	1785	170	9.52	2928	294	10.04
FIT结果									
阴性	7782	1331	17.10	8873	1442	16.25	16655	2773	16.65
阳性	1123	417	37.13	1517	446	29.40	2640	863	32.69
合计	8905	1748	19.63	10390	1888	18.17	19295	3636	18.84

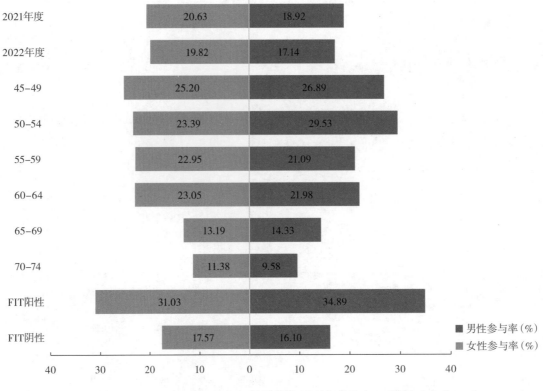

图7-2　2021—2022年度河北省城癌项目不同特征的结直肠癌筛查参与率

二、各年度结直肠癌筛查总体完成情况

2021年度，河北省城市癌症早诊早治项目共完成结肠镜检查1748人，其中有882例做了病理诊断，病理检查率为50.46%。分地区来看，石家庄市共计完成结肠镜检查1177人，其中完成病理检查576例，石家庄市的病理检查率为48.94%；唐山市共计完成结肠镜检查571人，其中完成病理检查306例，唐山市的病理检查率为53.59%。分医院来看，病理检查率最高的为开滦总医院，病理检查率为58.72%，病理检查率最低的为石家庄市第一医院，病理检查率为45.23%。见表7-2a，图7-3a。

2022年度，河北省城市癌症早诊早治项目共完成结肠镜检查1888人，其中有856例做了后续病理诊断，病理检查率为45.34%。分地区来看，石家庄市共计完成结肠镜检查1392人，其中完成病理检查605例，石家庄市的病理检查率为43.46%；唐山市共计完成结肠镜检查354人，其中完成病理检查165例，唐山市的病理检查率为46.61%，保定市共计完成结肠镜检查142人，其中完成病理检查86例，保定市的病理检查率为60.56%。分医院来看，病理检查率最高的为保定市第一中心医院，病理检查率为60.56%，病理检查例最低的为河北省胸科医院，病理检查率为39.13%。见表7-2b，图7-3b。

2021—2022年度中，河北省城市癌症早诊早治项目共完成结肠镜检查3636人，其中有1801例做了后续病理诊断，病理检查率为49.53%。分地区来看，石家庄市共计完成结肠镜检查2569人，其中完成病理检查1244例，石家庄市的病理检查率为48.42%，唐山市共计完成结肠镜检查925人，其中完成病理检查471例，唐山市的病理检查率为50.92%，保定市共计完成结肠镜检查142人，其中完成病理检查86例，保定市的病理检查率为60.56%。分医院来看，病理检查率最高的为保定市第一中心医院，病理检查率为60.56%，病理检查率最低的为河北省胸科医院，病理检查率为42.70%。见表7-2c，图7-3c。

表7-2a 2021年度河北省城癌项目各承担医院结直肠癌筛查完成情况

医院	男性			女性			合计		
	筛查人数	病理检查数	病理检查率 (%)	筛查人数	病理检查数	病理检查率 (%)	筛查人数	病理检查数	病理检查率 (%)
石家庄市合计	714	397	55.60	463	179	38.66	1177	576	48.94
河北医科大学第四医院	272	153	56.25	148	60	40.54	420	213	50.71
河北医科大学第一医院	170	108	63.53	135	50	37.04	305	158	51.80
河北省胸科医院	24	14	58.33	19	6	31.58	43	20	46.51
石家庄市第一医院	248	122	49.19	161	63	39.13	409	185	45.23
唐山市合计	274	167	60.95	297	139	46.80	571	306	53.59
开滦总医院	105	72	68.57	130	66	50.77	235	138	58.72
唐山市人民医院	169	95	56.21	167	73	43.71	336	168	50.00
合计	988	564	57.09	760	318	41.84	1748	882	50.46

表7-2b 2022年度河北省城癌项目各承担医院结直肠癌筛查完成情况

医院	男性			女性			合计		
	筛查人数	病理检查数	病理检查率 (%)	筛查人数	病理检查数	病理检查率 (%)	筛查人数	病理检查数	病理检查率 (%)
石家庄市合计	860	471	54.77	532	197	37.03	1392	605	43.46
河北医科大学第四医院	270	139	51.48	168	61	36.31	438	200	45.66
河北医科大学第一医院	154	106	68.83	132	54	40.91	286	160	55.94
河北省胸科医院	23	15	65.22	23	3	13.04	46	18	39.13
河北省中医院	335	166	49.55	172	61	35.47	507	227	44.77
石家庄市第一医院	78	45	57.69	37	18	48.65	115	63	54.78
唐山市合计	168	94	55.95	186	71	38.17	354	165	46.61
开滦总医院	72	36	50.00	78	26	33.33	150	62	41.33
唐山市人民医院	96	58	60.42	108	45	41.67	204	103	50.49
保定市合计	66	46	69.70	76	40	52.63	142	86	60.56
保定市第一中心医院	66	46	69.70	76	40	52.63	142	86	60.56
合计	1094	611	55.85	794	308	38.79	1888	856	45.34

表7-2c 2021—2022年度河北省城癌项目各承担医院结直肠癌筛查完成情况

医院	男性			女性			合计		
	筛查人数	病理检查数	病理检查率(%)	筛查人数	病理检查数	病理检查率(%)	筛查人数	病理检查数	病理检查率(%)
石家庄市合计	1574	868	55.15	995	376	37.79	2569	1244	48.42
河北医科大学第四医院	542	292	53.87	316	121	38.29	858	413	48.14
河北医科大学第一医院	324	214	66.05	267	104	38.95	591	318	53.81
河北省胸科医院	47	29	61.70	42	9	21.43	89	38	42.70
河北省中医院	583	288	49.40	333	124	37.24	916	412	44.98
石家庄市第一医院	78	45	57.69	37	18	48.65	115	63	54.78
唐山市合计	442	261	59.05	483	210	43.48	925	471	50.92
开滦总医院	177	108	61.02	208	92	44.23	385	200	51.95
唐山市人民医院	265	153	57.74	275	118	42.91	540	271	50.19
保定市合计	66	46	69.70	76	40	52.63	142	86	60.56
保定市第一中心医院	66	46	69.70	76	40	52.63	142	86	60.56
合计	2082	1175	56.44	1554	626	40.28	3636	1801	49.53

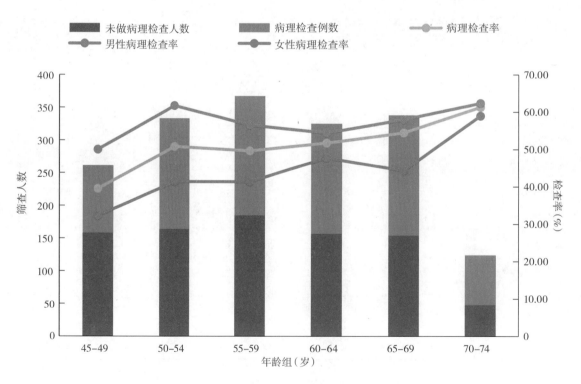

图7-3a 2021年度河北省城癌项目结直肠内镜检查及病理检查情况

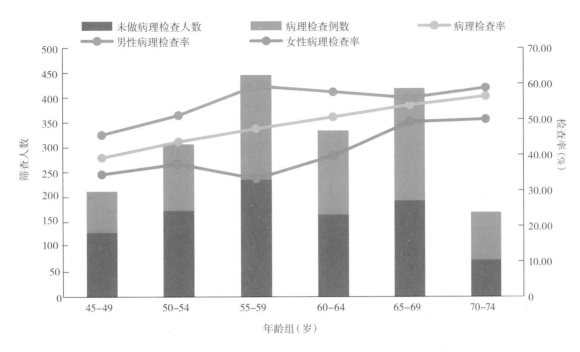

图7-3b　2022年度河北省城癌项目结直肠内镜检查及病理检查情况

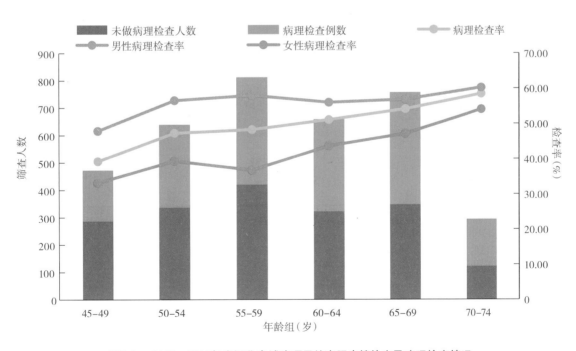

图7-3c　2021—2022年度河北省城癌项目结直肠内镜检查及病理检查情况

三、参加结直肠癌筛查人群性别分布

2021年度参加结直肠癌筛查的人群中，男性和女性分别为988人和760人，男女性别比为1.30，见表7-3a。2022年度参加结直肠癌筛查的人群中，男性和女性分别为1094人和794人，男女性别比为1.38，表7-3b。

2021—2022年度中，参加结直肠癌筛查的人群中，分性别来看，男性和女性分别为2082人和1554人，男女性别比为1.34。分城市来看，石家庄市男性和女性接受结肠镜检查的人数分别为1574人和995人，男女性别比为1.58；唐山市男性和女性接受结肠镜检查的人数分别为442人和483人，男女性别比为0.92；保定市男性和女性接受结肠镜检查的人数分别为66人和76人，男女性别比为0.87，见表7-3c。

表7-3a　2021年度河北省城癌项目各承担医院结直肠癌筛查参与者性别分布

医院	男性		女性		合计	性别比
	人数	比例(%)	人数	比例(%)		
石家庄市合计	714	60.66	463	39.34	1177	1.54
河北医科大学第四医院	272	64.76	148	35.24	420	1.84
河北医科大学第一医院	170	55.74	135	44.26	305	1.26
河北省胸科医院	24	55.81	19	44.19	43	1.26
石家庄市第一医院	248	60.64	161	39.36	409	1.54
唐山市合计	274	47.99	297	52.01	571	0.92
开滦总医院	105	44.68	130	55.32	235	0.81
唐山市人民医院	169	50.30	167	49.70	336	1.01
合计	988	56.52	760	43.48	1748	1.30

表7-3b　2022年度河北省城癌项目各承担医院结直肠癌筛查参与者性别分布

医院	男性		女性		合计	性别比
	人数	比例(%)	人数	比例(%)		
石家庄市合计	860	61.78	532	38.22	1392	1.62
河北医科大学第四医院	270	61.64	168	38.36	438	1.61
河北医科大学第一医院	154	53.85	132	46.15	286	1.17
河北省胸科医院	23	50.00	23	50.00	46	1.00
石家庄市第一医院	335	66.07	172	33.93	507	1.95
河北省中医院	78	67.83	37	32.17	115	2.11
唐山市合计	168	47.46	186	52.54	354	0.90
开滦总医院	72	48.00	78	52.00	150	0.92
唐山市人民医院	96	47.06	108	52.94	204	0.89
保定市合计	66	46.48	76	53.52	142	0.87
保定市第一中心医院	66	46.48	76	53.52	142	0.87
合计	1094	57.94	794	42.06	1888	1.38

表7-3c 2021—2022年度河北省城癌项目各承担医院结直肠癌筛查参与者性别分布

医院	男性		女性		合计	性别比
	人数	比例(%)	人数	比例(%)		
石家庄市合计	1574	61.27	995	38.73	2569	1.58
河北医科大学第四医院	542	63.17	316	36.83	858	1.72
河北医科大学第一医院	324	54.82	267	45.18	591	1.21
河北省胸科医院	47	52.81	42	47.19	89	1.12
石家庄市第一医院	583	63.65	333	36.35	916	1.75
河北省中医院	78	67.83	37	32.17	115	2.11
唐山市合计	442	47.78	483	52.22	925	0.92
开滦总医院	177	45.97	208	54.03	385	0.85
唐山市人民医院	265	49.07	275	50.93	540	0.96
保定市合计	66	46.48	76	53.52	142	0.87
保定市第一中心医院	66	46.48	76	53.52	142	0.87
合计	2082	57.26	1554	42.74	3636	1.34

四、参加结直肠癌筛查人群的年龄分布

2021年度，河北省共计有1748人参加结肠镜检查，其中55~59岁年龄组参与人数最多，为367人，占21.00%，而70~74岁年龄组人数最少，为124人，占7.09%，见表7-4a。2022年度，河北省共计有1888人参加结肠镜检查，其中55~59岁年龄组参与人数最多，为446人，占23.62%，而70~74岁年龄组人数最少，为170人，占9.00%，见表7-4b。

2021—2022年度中，河北省共计有3636人参加结肠镜检查，其中55~59岁年龄组参与人数最多，为813人，占22.36%，而70~74岁年龄组人数最少，为294人，占8.09%。分城市来看，石家庄市参加结直肠癌筛查中，65~69岁年龄组参与人数最多，为596人，占23.20%，而70~74岁年龄组人数最少，为233人，占9.07%；唐山市参加结直肠癌的筛查人群中，50~54岁年龄组参与人数最多，为232人，占25.08%，而70~74岁年龄组人数最少，为52人，占5.62%；保定市参加结直肠癌筛查中，50~54岁年龄组参与人数最多，为34人，占23.94%，而70~74岁年龄组人数最少，为9人，占6.34%，见表7-4c。

表7-4a　2021年度河北省城癌项目各承担医院结直肠癌筛查参与者年龄分布

医院	45-49		50-54		55-59		60-64		65-69		70-74		合计
	人数	比例(%)	人数	比例(%)	人数	比例(%)	人数	比例(%)	人数	比例(%)	人数	比例(%)	
石家庄市合计	181	15.38	191	16.23	232	19.71	219	18.61	255	21.67	99	8.41	1177
河北医科大学第四医院	50	11.90	47	11.19	67	15.95	88	20.95	112	26.67	56	13.33	420
河北医科大学第一医院	78	25.57	69	22.62	49	16.07	44	14.43	49	16.07	16	5.25	305
河北省胸科医院	4	9.30	11	25.58	12	27.91	5	11.63	8	18.60	3	6.98	43
石家庄市第一医院	49	11.98	64	15.65	104	25.43	82	20.05	86	21.03	24	5.87	409
唐山市合计	80	14.01	142	24.87	135	23.64	106	18.56	83	14.54	25	4.38	571
开滦总医院	34	14.47	67	28.51	63	26.81	34	14.47	28	11.91	9	3.83	235
唐山市人民医院	46	13.69	75	22.32	72	21.43	72	21.43	55	16.37	16	4.76	336
合计	261	14.93	333	19.05	367	21.00	325	18.59	338	19.34	124	7.09	1748

表7-4b　2022年度河北省城癌项目各承担医院结直肠癌筛查参与者年龄分布

医院	45-49		50-54		55-59		60-64		65-69		70-74		合计
	人数	比例(%)	人数	比例(%)	人数	比例(%)	人数	比例(%)	人数	比例(%)	人数	比例(%)	
石家庄市合计	147	10.56	183	13.15	338	24.28	249	17.89	341	24.50	134	9.63	1392
河北医科大学第四医院	46	10.50	62	14.16	87	19.86	69	15.75	124	28.31	50	11.42	438
河北医科大学第一医院	39	13.64	47	16.43	84	29.37	54	18.88	50	17.48	12	4.20	286
河北省胸科医院	4	8.70	6	13.04	18	39.13	9	19.57	5	10.87	4	8.70	46
石家庄市第一医院	46	9.07	54	10.65	124	24.46	91	17.95	132	26.04	60	11.83	507
河北省中医院	12	10.43	14	12.17	25	21.74	26	22.61	30	26.09	8	6.96	115
唐山市合计	50	14.12	90	25.42	77	21.75	55	15.54	55	15.54	27	7.63	354
开滦总医院	26	17.33	42	28.00	25	16.67	21	14.00	25	16.67	11	7.33	150
唐山市人民医院	24	11.76	48	23.53	52	25.49	34	16.67	30	14.71	16	7.84	204
保定市合计	15	10.56	34	23.94	31	21.83	30	21.13	23	16.20	9	6.34	142
保定市第一中心医院	15	10.56	34	23.94	31	21.83	30	21.13	23	16.20	9	6.34	142
合计	212	11.23	307	16.26	446	23.62	334	17.69	419	22.19	170	9.00	1888

表7-4c 2021—2022年度河北省城癌项目各承担医院结直肠癌筛查参与者年龄分布

医院	45~49		50~54		55~59		60~64		65~69		70~74		合计
	人数	比例(%)	人数	比例(%)	人数	比例(%)	人数	比例(%)	人数	比例(%)	人数	比例(%)	
石家庄市合计	328	12.77	374	14.56	570	22.19	468	18.22	596	23.20	233	9.07	2569
河北医科大学第四医院	96	11.19	109	12.70	154	17.95	157	18.30	236	27.51	106	12.35	858
河北医科大学第一医院	117	19.80	116	19.63	133	22.50	98	16.58	99	16.75	28	4.74	591
河北省胸科医院	8	8.99	17	19.10	30	33.71	14	15.73	13	14.61	7	7.87	89
石家庄市第一医院	95	10.37	118	12.88	228	24.89	173	18.89	218	23.80	84	9.17	916
河北省中医院	12	10.43	14	12.17	25	21.74	26	22.61	30	26.09	8	6.96	115
唐山市合计	130	14.05	232	25.08	212	22.92	161	17.41	138	14.92	52	5.62	925
开滦总医院	60	15.58	109	28.31	88	22.86	55	14.29	53	13.77	20	5.19	385
唐山市人民医院	70	12.96	123	22.78	124	22.96	106	19.63	85	15.74	32	5.93	540
保定市合计	15	10.56	34	23.94	31	21.83	30	21.13	23	16.20	9	6.34	142
保定市第一中心医院	15	10.56	34	23.94	31	21.83	30	21.13	23	16.20	9	6.34	142
合计	473	13.01	640	17.60	813	22.36	659	18.12	757	20.82	294	8.09	3636

第三节　结直肠癌筛查检出情况

一、各年度结直肠癌筛查检出情况

2021年度，河北省城市癌症早诊早治项目参加结直肠癌筛查的人群中，结肠镜结合病理诊断共检出结直肠癌前病变134例，检出率为7.67%，检出结直肠癌13例，检出率为0.74%，检出肠道慢性炎症65例，检出率为3.72%，检出息肉721例，检出率为41.25%。分城市来看，石家庄市共检出结直肠癌前病变100例，检出率为8.50%，检出结直肠癌12例，检出率为1.02%；唐山市检出结直肠癌前病变34例，检出率为5.95%，检出结直肠癌1例，检出率为0.18%。分医院来看，结直肠癌前病变检出率最高的为河北医科大学第一医院，检出率为13.11%，检出率最低的为唐山市人民医院，检出率为5.65%；结直肠癌检出率最高的是河北省胸科医院，检出率为2.33%，开滦总医院在该年度未检出结直肠癌。见表7-5a，图7-4a。

2022年度，参加结直肠癌筛查的人群中，结肠镜结合病理诊断共检出结直肠癌前病变121例，检出率为6.41%，检出结直肠癌12例，检出率为0.64%，检出肠道慢性炎症122例，检出率为6.46%，检出息肉822例，检出率为43.54%。分城市来看，石家庄市共检出结直肠癌前病变91例，检出率为6.54%，检出结直肠癌11例，检出率为0.79%；唐山市检出结直肠癌前病变25例，检出率为7.06%，检出结直肠癌1例，检出率为0.28%；保定市检出结直肠癌前病变5例，检出率为3.52%，未检出结直肠癌。分医院来看，结直肠癌前病变检出率最高的为河北医科大学第一医院，检出率为8.39%，检出率最低的是保定市第一中心医院，检出率为3.52%；结直肠癌检出率最高的为河北医科大学第一医院，检出率为1.05%，河北省胸科医院、开滦总医院和保定市第一中心医院在本年度没有检出结直肠癌。见表7-5b，图7-4b。

2021—2022年度中，参加结直肠癌筛查的人群通过结肠镜结合病理诊断共检出结直肠癌前病变255例，检出率为7.01%，检出结直肠癌25例，检出率为0.69%，检出肠道慢性炎症187例，检出率为5.14%，检出息肉1543例，检出率为42.44%。分城市来看，石家庄市共检出结直肠癌前病变191例，检出率为7.43%，检出结直肠癌23例，检出率为0.90%；唐山市检出结直肠癌前病变59例，检出率为6.38%，检出结直肠癌2例，检出率为0.22%；保定市检出结直肠癌前病变5例，检出率为3.52%，未检出结直肠癌。分医院来看，结直肠癌前病变检出率最高的为河北医科大学第一医院，检出率为10.83%，检出率最低的是保定市第一中心医院，检出率为3.52%；结直肠癌检出率最高的为河北省胸科医院，检出率为1.12%，开滦总医院和保定市第一中心医院均没有检出结直肠癌。见表7-5c，图7-4c。

表7-5a　2021年度河北省城癌项目各承担医院结直肠癌筛查结果

医院	癌前病变		结直肠癌		阳性病例		筛查人数
	例数	检出率(%)	例数	检出率(%)	例数	检出率(%)	
石家庄市合计	100	8.50	12	1.02	112	9.52	1177
河北医科大学第四医院	31	7.38	5	1.19	36	8.57	420
河北医科大学第一医院	40	13.11	2	0.66	42	13.77	305
河北省胸科医院	4	9.30	1	2.33	5	11.63	43
石家庄市第一医院	25	6.11	4	0.98	29	7.09	409
唐山市合计	34	5.95	1	0.18	35	6.13	571
开滦总医院	15	6.38	0	0.00	15	6.38	235
唐山市人民医院	19	5.65	1	0.30	20	5.95	336
合计	134	7.67	13	0.74	147	8.41	1748

表7-5b　2022年度河北省城癌项目各承担医院结直肠癌筛查结果

医院	癌前病变		结直肠癌		阳性病例		筛查人数
	例数	检出率(%)	例数	检出率(%)	例数	检出率(%)	
石家庄市合计	91	6.54	11	0.79	102	7.33	1392
河北医科大学第四医院	25	5.71	3	0.68	28	6.39	438
河北医科大学第一医院	24	8.39	3	1.05	27	9.44	286
河北省胸科医院	3	6.52	0	0	3	6.52	46
石家庄市第一医院	33	6.51	4	0.79	37	7.30	507
河北省中医院	6	5.22	1	0.87	7	6.09	115
唐山市合计	25	7.06	1	0.28	26	7.34	354
开滦总医院	10	6.67	0	0	10	6.67	150
唐山市人民医院	15	7.35	1	0.49	16	7.84	204
保定市合计	5	3.52	0	0	5	3.52	142
保定市第一中心医院	5	3.52	0	0	5	3.52	142
合计	121	6.41	12	0.64	133	7.04	1888

表7-5c　2021—2022年度河北省城癌项目各承担医院结直肠癌筛查结果

医院	癌前病变		结直肠癌		阳性病例		筛查人数
	例数	检出率(%)	例数	检出率(%)	例数	检出率(%)	
石家庄市合计	191	7.43	23	0.90	214	8.33	2569
河北医科大学第四医院	56	6.53	8	0.93	64	7.46	858
河北医科大学第一医院	64	10.83	5	0.85	69	11.68	591
河北省胸科医院	7	7.87	1	1.12	8	8.99	89
石家庄市第一医院	58	6.33	8	0.87	66	7.21	916
河北省中医院	6	5.22	1	0.87	7	6.09	115
唐山市合计	59	6.38	2	0.22	61	6.59	925
开滦总医院	25	6.49	0	0.00	25	6.49	385
唐山市人民医院	34	6.30	2	0.37	36	6.67	540
保定市合计	5	3.52	0	0	5	3.52	142
保定市第一中心医院	5	3.52	0	0	5	3.52	142
合计	255	7.01	25	0.69	280	7.70	3636

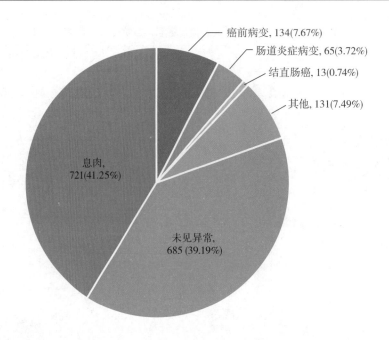

注：有1例同时为癌前病变和结直肠癌

图7-4a　2021年度河北省城癌项目结肠镜检查参与者的疾病诊断分布

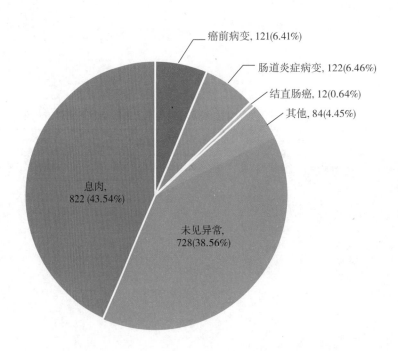

注：有1例同时为癌前病变和结直肠癌

图7-4b　2022年度河北省城癌项目结肠镜检查参与者的疾病诊断分布

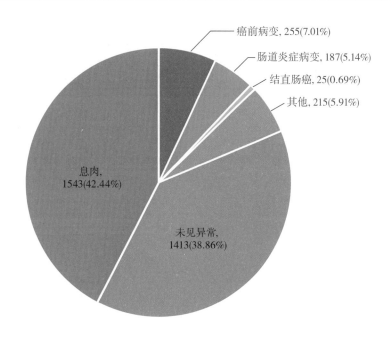

癌前病变, 255(7.01%)

肠道炎症病变, 187(5.14%)

结直肠癌, 25(0.69%)

其他, 215(5.91%)

息肉, 1543(42.44%)

未见异常, 1413(38.86%)

■ 癌前病变 ■ 肠道炎症病变 ■ 结直肠癌 ■ 其他 ■ 未见异常 ■ 息肉

注：有2例同时为癌前病变和结直肠癌

图7-4c 2021—2022年度河北省城癌项目结肠镜检查参与者的疾病诊断分布

二、结直肠癌筛查癌前病变及结直肠癌检出的性别和年龄分布

2021年度，河北省城市癌症早诊早治项目结直肠癌筛查中，分性别来看，结直肠癌前病变的检出率是男性高于女性，分别为9.72%和5.00%；男性检出10例结直肠癌，检出率为1.01%，女性检出3例结直肠癌，检出率为0.39%。分年龄来看，结直肠癌前病变检出率最高的年龄组为70~74岁，检出率为13.71%；结直肠癌检出13例，检出率为0.74%。FIT阳性结果的结直肠癌检出率高于FIT阴性结果人群。见表7-6a，图7-5a。

2022年度，结直肠癌筛查分性别来看，结直肠癌前病变和结直肠癌的检出率，均是男性高于女性。分年龄来看，结直肠癌前病变检出率最高的年龄组为70~74岁，检出率为8.24%；结直肠癌检出12例，检出率为0.64%；FIT阳性结果人群的结直肠癌检出率(1.35%)高于FIT阴性结果人群的检出率(0.42%)。见表7-6b，图7-5b。

2021—2022年度中，河北省城市癌症早诊早治项目结直肠癌筛查分性别来看，结直肠癌前病变的检出率为男性高于女性，检出率分别为8.84%和4.57%，结直肠癌的检出率为男性高于女性，检出率分别为0.96%和0.32%。分年龄来看，结直肠癌前病变检出率最高的年龄组为70~74岁，检出率为10.54%；65~69岁结直肠癌检出率最高，检出率为1.19%。见表7-6c，图7-5c。

表7-6a 2021年度河北省城癌项目各承担医院结直肠癌筛查分性别、年龄别检出情况

特征	癌前病变		结直肠癌		阳性病理		筛查人数
	例数	检出率(%)	例数	检出率(%)	例数	检出率(%)	
性别							
男性	96	9.72	10	1.01	106	10.73	988
女性	38	5.00	3	0.39	41	5.39	760
年龄组(岁)							
45–49	17	6.51	1	0.38	18	6.90	261
50–54	21	6.31	3	0.90	24	7.21	333
55–59	21	5.72	5	1.36	26	7.08	367
60–64	25	7.69	0	0	25	7.69	325
65–69	33	9.76	3	0.89	36	10.65	338
70–74	17	13.71	1	0.81	18	14.52	124
FIT结果							
阴性	100	7.51	7	0.53	107	8.04	1331
阳性	34	8.15	6	1.44	40	9.59	417
合计	134	7.67	13	0.74	147	8.41	1748

表7-6b 2022年度河北省城癌项目各承担医院结直肠癌筛查分性别、年龄别检出情况

特征	癌前病变		结直肠癌		阳性病理		筛查人数
	例数	检出率(%)	例数	检出率(%)	例数	检出率(%)	
性别							
男性	88	8.04	10	0.91	98	8.96	1094
女性	33	4.16	2	0.25	35	4.41	794
年龄组(岁)							
45–49	8	3.77	0	0	8	3.77	212
50–54	18	5.86	1	0.33	19	6.19	307
55–59	31	6.95	2	0.45	33	7.40	446
60–64	19	5.69	1	0.30	20	5.99	334
65–69	31	7.40	6	1.43	37	8.83	419
70–74	14	8.24	2	1.18	16	9.41	170
FIT结果							
阴性	92	6.38	6	0.42	98	6.80	1442
阳性	29	6.50	6	1.35	35	7.85	446
合计	121	6.41	12	0.64	133	7.04	1888

表7-6c　2021—2022年度河北省城癌项目各承担医院结直肠癌筛查分性别、年龄别检出情况

特征	癌前病变		结直肠癌		阳性病理		筛查人数
	例数	检出率(%)	例数	检出率(%)	例数	检出率(%)	
性别							
男性	184	8.84	20	0.96	204	9.80	2082
女性	71	4.57	5	0.32	76	4.89	1554
年龄组(岁)							
45-49	25	5.29	1	0.21	26	5.50	473
50-54	39	6.09	4	0.63	43	6.72	640
55-59	52	6.40	7	0.86	59	7.26	813
60-64	44	6.68	1	0.15	45	6.83	659
65-69	64	8.45	9	1.19	73	9.64	757
70-74	31	10.54	3	1.02	34	11.56	294
FIT结果							
阴性	192	6.92	13	0.47	205	7.39	2773
阳性	63	7.30	12	1.39	75	8.69	863
合计	255	7.01	25	0.69	280	7.70	3636

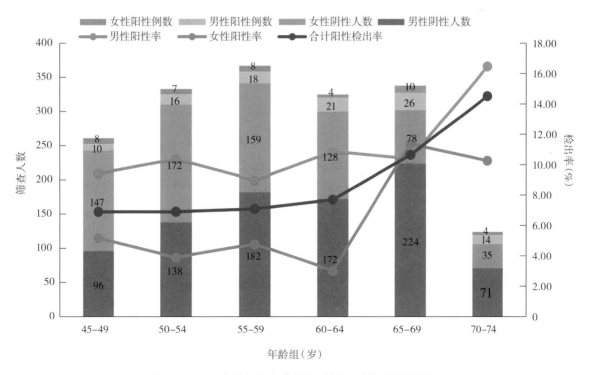

图7-5a　2021年度河北省城癌项目结直肠癌筛查及检出率

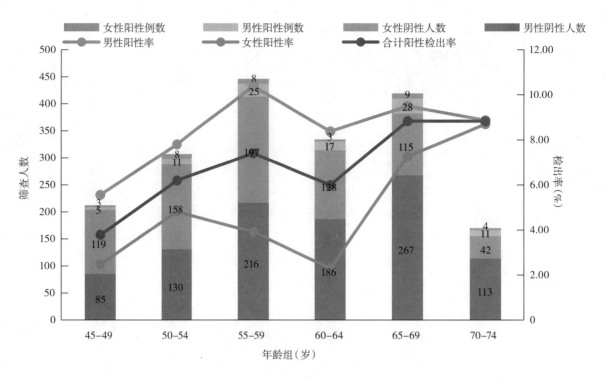

图7-5b 2022年度河北省城癌项目结直肠癌筛查及检出率

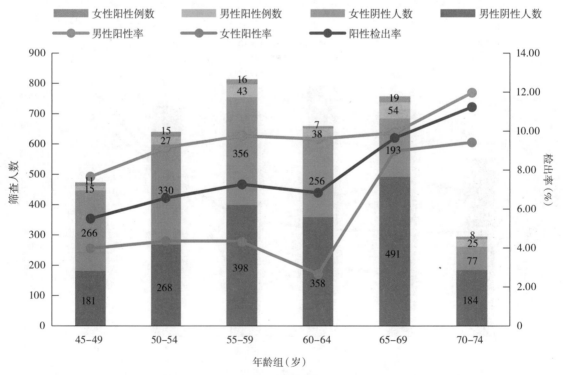

图7-5c 2021—2022年度河北省城癌项目结直肠癌筛查及检出率

三、结　论

2021—2022年度河北省城市癌症早诊早治项目中，共完成结直肠癌筛查3636人，其中有1801例进行了病理检查，病理检查率为49.53%。共检出结直肠癌25例，检出率为0.69%，检出结直肠癌前病变255例，检出率为7.01%，此外检出息肉1543例和肠道慢性炎症187例。结直肠癌筛查项目具有较高的检出率，及时治疗早期病变可以取得较好的效果。

男性结直肠癌和癌前病变检出率高于女性。FIT结果对于结直肠癌检出率具有一定指导意义。从项目的组织实施情况来看，各承担医院的任务完成数、病理检查数以及阳性病例检出率之间差异较大，需在将来的工作中加强管理，保证结直肠癌筛查效果的一致性。此外，结肠镜筛查参与率不甚理想，在将来的工作中要加大组织宣传力度，提高高危人群的筛查依从性。男性结直肠病变的检出率高于女性，随着年龄的增长，结直肠癌以及癌前病变检出率呈现波动升高的趋势，FIT阳性的结直肠癌检出率显著高于阴性结果。因此应该重点关注河北省男性人群、老年人群以及FIT阳性结果人群的结直肠癌筛查。

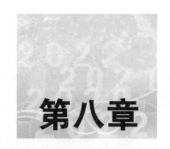

第八章

上消化道癌筛查

城市癌症早诊早治项目对《防癌风险评估问卷》调查和"防癌风险评估系统"评估出的食管癌或者胃癌高危人群进行基于上消化道内镜的上消化道癌筛查。对内镜下的异常发现取组织标本并进行病理检查。获取上消化道内镜检查报告和病理检查报告等相关信息，由经过培训的专业人员填写《上消化道内镜检查记录表》和《上消化道癌筛查病理诊断表》，并由专业人员录入数据库，由项目组工作人员对筛查数据进行核查以保证数据质量。

2021—2022年度，河北省城市癌症早诊早治项目共有3253人参加了上消化道癌筛查，其中男性参与者1575人，女性参与者1678人，男女性别比为0.94。所有参加内镜检查者中有1600例做了病理检查，病理检查率为49.19%。在参加上消化道内镜检查者中，55~59岁年龄组人群所占比例最高，占23.49%。经过病理诊断，共检出食管低级别上皮内瘤变24例，检出率为0.74%，食管高级别上皮内瘤变4例，检出率为0.12%，食管癌4例，检出率为0.12%，胃低级别上皮内瘤变79例，检出率为2.43%，胃高级别上皮内瘤变6例，检出率为0.18%，胃癌8例，检出率为0.25%。

因此，采用上消化道内镜结合病理学检查为筛查手段能够有效检出上消化道癌及上皮内瘤变。2021—2022年度河北省上消化道癌筛查完成情况较为理想，但是病理检查率略低，应着重加强医生对活检的重视。男性的上消化道癌和上皮内瘤变检出率多高于女性。上消化道各类病变的检出率均表现为随着年龄增长而升高的趋势。因此，应重点关注河北省男性人群以及老年人群的上消化道癌筛查。

第一节　上消化道癌筛查方法及流程

城市癌症早诊早治项目通过《防癌风险评估问卷》调查和"防癌风险评估系统"评估出上消化道癌高危人群，对其进行上消化道内镜检查，常规留取组织进行病理学活检。检查结果分别填写至《上消化道癌内镜检查记录表》和《上消化道癌筛查病理诊断表》。

食管低级别上皮内瘤变定义：指发生在食管的鳞状上皮低级别上皮内瘤变或腺上皮低级别上皮内瘤变。

胃低级别上皮内瘤变定义：指发生在胃部的腺上皮低级别上皮内瘤变。

食管高级别上皮内瘤变(癌前病变)定义：指发生在食管的鳞状上皮高级别上皮内瘤变或腺上皮高级别上皮内瘤变。

胃高级别上皮内瘤变(癌前病变)定义：指发生在胃部的腺上皮高级别上皮内瘤变。

食管癌定义：指发生在食管的鳞状细胞癌、腺癌或者其他恶性肿瘤。

胃癌定义：指发生在胃部的腺癌或其他恶性肿瘤。

上消化道癌筛查流程见图8-1。

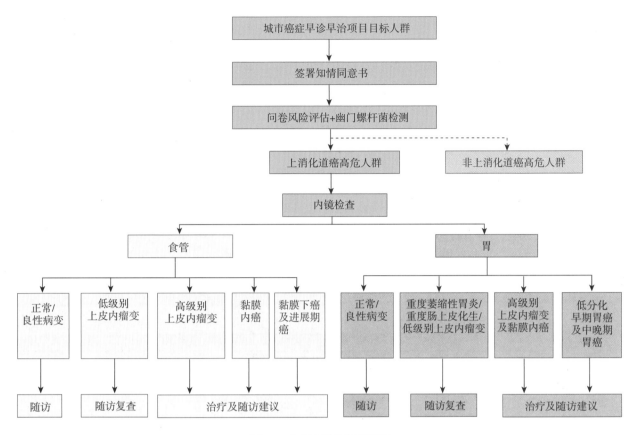

图8-1　上消化道癌筛查流程

第二节　上消化道癌筛查参与人群基本情况

一、各年度上消化道癌筛查总体参与情况

2021年度，河北省城市癌症早诊早治项目评估为上消化道癌高危共计7067人，其中有1474人完成上消化道内镜检查，筛查参与率为20.86%，男性筛查参与率高于女性，分别为21.41%和20.35%，Hp阳性人群筛查参与率更高，达到了38.65%，而Hp阴性人群为17.85%。分年龄来看，50~54岁年龄组筛查参与率最高，为25.18%，70~74岁年龄组最低，为13.01%。分地区来看，石家庄市共计上消化道癌高危3659人，完成上消化道内镜检查981人，石家庄市的筛查参与率为26.81%；唐山市共计上消化道癌高危3408人，完成上消化道内镜检查493人，唐山市的筛查参与率为14.47%。分医院来看，筛查参与率最高的为石家庄市第一医院，筛查参与率为52.23%，筛查参与率最低的为河北省胸科医院，筛查参与率为5.36%。见表8-1a~8-1b。

2022年度，河北省城市癌症早诊早治项目评估为上消化道癌高危共计7468人，其中有1779人完成上消化道内镜检查，筛查参与率为23.82%，男性筛查参与率高于女性，分别为24.97%和22.86%，Hp阳性人群筛查参与率更高，达到了33.85%，而Hp阴性人群为21.22%。分年龄来看，60~64岁年龄组筛查参与率最高，为27.82%，70~74岁年龄组最低，为14.43%。分地区来看，石家庄市共计上消化道癌高危3380人，完成上消化道内镜检查1232人，石家庄市的筛查参与率为36.45%；唐山市共计上消化道癌高危3601人，完成上消化道内镜检查395人，唐山市的筛查参与率为10.97%；保定市共计上消化道癌高危487人，完成上消化道内镜检查152人，保定市的筛查参与率为31.21%。分医院来看，筛查参与率最高的为河北医科大学第一医院，筛查参与率为71.00%，筛查参与率最低的为开滦总医院，筛查参与率为7.83%。见表8-1a~表8-1b。

2021—2022年度中，河北省城市癌症早诊早治项目评估为上消化道癌高危共计14 535人，其中有3253人完成上消化道内镜检查，筛查参与率为22.38%。分性别来看，男性筛查参与率高于女性，分别为23.20%和21.66%，并且，各年度、年龄组以及不同Hp结果分组的筛查参与率均为男性更高。Hp阳性人群筛查参与率更高，达到了35.77%，而Hp阴性人群为19.52%。分年龄来看，50~54岁年龄组筛查参与率最高，为26.10%，70~74岁年龄组最低，为13.80%。分地区来看，石家庄市共计上消化道癌高危7039人，完成上消化道内镜检查2213人，石家庄市的筛查参与率为31.44%；唐山市共计上消化道癌高危7009人，完成上消化道内镜检查888人，唐山市的筛查参与率为12.67%；保定市共计上消化道癌高危487人，完成上消化道内镜检查152人，保定市的筛查参与率为31.21%。分医院来看，筛查参与率最高的为河北医科大学第一医院，筛查参与率为56.65%，筛查参与率最低的为河北省胸科医院，筛查参与率为9.08%。见表8-1a~8-1b，图8-2。

表8-1a　2021—2022年度河北省城癌项目上消化道癌筛查参与情况

特征	2021年度			2022年度			合计		
	高危人数	筛查人数	参与率(%)	高危人数	筛查人数	参与率(%)	高危人数	筛查人数	参与率(%)
性别									
男性	3377	723	21.41	3412	852	24.97	6789	1575	23.20
女性	3690	751	20.35	4056	927	22.86	7746	1678	21.66
年龄组(岁)									
45–49	936	226	24.15	1026	260	25.34	1962	486	24.77
50–54	1283	323	25.18	1411	380	26.93	2694	703	26.10
55–59	1546	331	21.41	1558	433	27.79	3104	764	24.61
60–64	1259	261	20.73	1118	311	27.82	2377	572	24.06
65–69	1405	250	17.79	1551	279	17.99	2956	529	17.90
70–74	638	83	13.01	804	116	14.43	1442	199	13.80
Hp									
阴性	6045	1079	17.85	5932	1259	21.22	11977	2338	19.52
阳性	1022	395	38.65	1536	520	33.85	2558	915	35.77
合计	7067	1474	20.86	7468	1779	23.82	14535	3253	22.38

表8-1b　2021—2022年度河北省城癌项目各承担医院上消化道癌筛查参与情况

医院	2021年度			2022年度			合计		
	高危人数	筛查人数	参与率(%)	高危人数	筛查人数	参与率(%)	高危人数	筛查人数	参与率(%)
石家庄市合计	3659	981	26.81	3380	1232	36.45	7039	2213	31.44
河北医科大学第四医院	1332	379	28.45	1151	424	36.84	2483	803	32.34
河北医科大学第一医院	453	218	48.12	269	191	71.00	722	409	56.65
河北省胸科医院	1269	68	5.36	977	136	13.92	2246	204	9.08
河北省中医院	–	–	–	228	83	36.40	228	83	36.40
石家庄市第一医院	605	316	52.23	755	398	52.72	1360	714	52.50
唐山市合计	3408	493	14.47	3601	395	10.97	7009	888	12.67
开滦总医院	1969	257	13.05	2031	159	7.83	4000	416	10.40
唐山市人民医院	1439	236	16.40	1570	236	15.03	3009	472	15.69
保定合计	–	–	–	487	152	31.21	487	152	31.21
保定市第一中心医院	–	–	–	487	152	31.21	487	152	31.21
合计	7067	1474	20.86	7468	1779	23.82	14535	3253	22.38

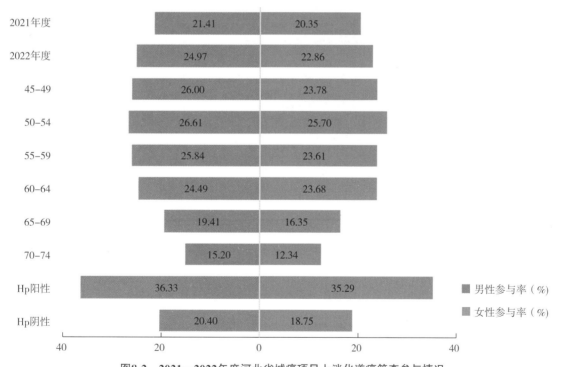

图8-2　2021—2022年度河北省城癌项目上消化道癌筛查参与情况

二、各年度上消化道癌筛查总体完成情况

2021年度，河北省城市癌症早诊早治项目共完成上消化道内镜检查1474人，其中有712例做了病理检查，病理检查率为48.30%。分地区来看，石家庄市共计完成上消化道内镜检查981人，完成病理检查442例，石家庄市的病理检查率为45.06%；唐山市共计完成上消化道内镜检查493人，其中完成病理检查270例，唐山市的病理检查率为54.77%。分医院来看，病理检查率最高的为开滦总医院，病理检查率为75.88%，病理检查率最低的为唐山市人民医院，病理检查率为31.78%。见表8-2a。

2022年度，共完成上消化道内镜检查1779人，其中有888例做了后续病理检查，病理检查率为49.92%。分地区来看，石家庄市共计完成上消化道内镜检查1232人，其中完成病理检查592例，石家庄市的病理检查率为48.05%；唐山市共计完成上消化道内镜检查395人，其中完成病理检查174例，唐山市的病理检查率为44.05%；保定市共计完成上消化道内镜检查152人，其中完成病理检查122例，保定市的病理检查率为80.26%。分医院来看，病理检查率最高的为保定市第一中心医院，病理检查率为80.26%，病理检查率最低的为唐山市人民医院，病理检查率为35.17%。见表8-2b。

2021—2022年度中，河北省城市癌症早诊早治项目共完成上消化道内镜检查3253人，其中有1600例做了后续病理诊断，病理检查率为49.19%。分地区来看，石家庄市共计完成上消化道内镜检查2213人，其中完成病理检查1034例，石家庄市的病理检查率为46.72%；唐山市共计完成上消化道内镜检查888人，其中完成病理检查444例，唐山市的病理检查率为50.00%；保定市共计完成上消化道内镜检查152人，其中完成病理检查122例，保定市的病理检查率为80.26%。分医院来看，病理检查率最高的为保定市第一中心医院，病理检查率为80.26%，病理检查率最低的为唐山市人民医院，病理检查率为33.47%。见表8-2c。

表8-2a 2021年度河北省城癌项目各承担医院上消化道癌筛查完成情况

医院	男性			女性			合计		
	筛查人数	病理检查数	病理检查率(%)	筛查人数	病理检查数	病理检查率(%)	筛查人数	病理检查数	病理检查率(%)
石家庄市合计	508	238	46.85	473	204	43.13	981	442	45.06
河北医科大学第四医院	196	91	46.43	183	57	31.15	379	148	39.05
河北医科大学第一医院	101	69	68.32	117	86	73.50	218	155	71.10
河北省胸科医院	31	19	61.29	37	19	51.35	68	38	55.88
石家庄市第一医院	180	59	32.78	136	42	30.88	316	101	31.96
唐山市合计	215	119	55.35	278	151	54.32	493	270	54.77
开滦总医院	112	86	76.79	145	109	75.17	257	195	75.88
唐山市人民医院	103	33	32.04	133	42	31.58	236	75	31.78
合计	723	357	49.38	751	355	47.27	1474	712	48.30

表8-2b　2022年度河北省城癌项目各承担医院上消化道癌筛查完成情况

医院	男性			女性			合计		
	筛查人数	病理检查数	病理检查率(%)	筛查人数	病理检查数	病理检查率(%)	筛查人数	病理检查数	病理检查率(%)
石家庄市合计	619	303	48.95	613	289	47.15	1232	592	48.05
河北医科大学第四医院	207	86	41.55	217	89	41.01	424	175	41.27
河北医科大学第一医院	90	64	71.11	101	70	69.31	191	134	70.16
河北省胸科医院	68	49	72.06	68	40	58.82	136	89	65.44
河北省中医院	53	35	66.04	30	18	60.00	83	53	63.86
石家庄市第一医院	201	69	34.33	197	72	36.55	398	141	35.43
唐山市合计	161	74	45.96	234	100	42.74	395	174	44.05
开滦总医院	70	40	57.14	89	51	57.30	159	91	57.23
唐山市人民医院	91	34	37.36	145	49	33.79	236	83	35.17
保定市合计	72	59	81.94	80	63	78.75	152	122	80.26
保定市第一中心医院	72	59	81.94	80	63	78.75	152	122	80.26
合计	852	436	51.17	927	452	48.76	1779	888	49.92

表8-2c　2021—2022年度河北省城癌项目各承担医院上消化道癌筛查完成情况

医院	男性			女性			合计		
	筛查人数	病理检查数	病理检查率(%)	筛查人数	病理检查数	病理检查率(%)	筛查人数	病理检查数	病理检查率(%)
石家庄市合计	1127	541	48.00	1086	493	45.40	2213	1034	46.72
河北医科大学第四医院	403	177	43.92	400	146	36.50	803	323	40.22
河北医科大学第一医院	191	133	69.63	218	156	71.56	409	289	70.66
河北省胸科医院	99	68	68.69	105	59	56.19	204	127	62.25
河北省中医院	53	35	66.04	30	18	60.00	83	53	63.86
石家庄市第一医院	381	128	33.60	333	114	34.23	714	242	33.89
唐山市合计	376	193	51.33	512	251	49.02	888	444	50.00
开滦总医院	182	126	69.23	234	160	68.38	416	286	68.75
唐山市人民医院	194	67	34.54	278	91	32.73	472	158	33.47
保定市合计	72	59	81.94	80	63	78.75	152	122	80.26
保定市第一中心医院	72	59	81.94	80	63	78.75	152	122	80.26
合计	1575	793	50.35	1678	807	48.09	3253	1600	49.19

三、参加上消化道癌筛查人群性别分布

2021年度参加上消化道癌筛查的人群中，男性和女性分别为723人和751人，男女性别比为0.96，见表8-3a。2022年度参加上消化道癌筛查的人群中，男性和女性分别为852人和927人，男女性别比为0.92，见表8-3b。

2021—2022年度中，参加上消化道癌筛查的人群中男性和女性分别为1575人和1678人，男女性别比为0.94。分城市来看，石家庄市男性和女性接受上消化道内镜检查的人数分别为1127人和1086人，男女性别比为1.04。唐山市男性和女性接受上消化道内镜检查的人数分别为376人和512人，男女性别比为0.73。保定市男性和女性接受上消化道内镜检查的人数分别为72人和80人，男女性别比为0.90。见表8-3c。

表8-3a 2021年度河北省城癌项目上消化道癌筛查参与者性别分布

医院	男性		女性		合计	性别比
	人数	比例(%)	人数	比例(%)		
石家庄市合计	508	51.78	473	48.22	981	1.07
河北医科大学第四医院	196	51.72	183	48.28	379	1.07
河北医科大学第一医院	101	46.33	117	53.67	218	0.86
河北省胸科医院	31	45.59	37	54.41	68	0.84
石家庄市第一医院	180	56.96	136	43.04	316	1.32
唐山市合计	215	43.61	278	56.39	493	0.77
开滦总医院	112	43.58	145	56.42	257	0.77
唐山市人民医院	103	43.64	133	56.36	236	0.77
合计	723	49.05	751	50.95	1474	0.96

表8-3b 2022年度河北省城癌项目上消化道癌筛查参与者性别分布

医院	男性		女性		合计	性别比
	人数	比例(%)	人数	比例(%)		
石家庄市合计	619	50.24	613	49.76	1232	1.01
河北医科大学第四医院	207	48.82	217	51.18	424	0.95
河北医科大学第一医院	90	47.12	101	52.88	191	0.89
河北省胸科医院	68	50.00	68	50.00	136	1.00
河北省中医院	53	63.86	30	36.14	83	1.77
石家庄市第一医院	201	50.50	197	49.50	398	1.02
唐山市合计	161	40.76	234	59.24	395	0.69
开滦总医院	70	44.03	89	55.97	159	0.79
唐山市人民医院	91	38.56	145	61.44	236	0.63
保定市合计	72	47.37	80	52.63	152	0.90
保定市第一中心医院	72	47.37	80	52.63	152	0.90
合计	852	47.89	927	52.11	1779	0.92

表8-3c　2021—2022年度河北省城癌项目上消化道癌筛查参与者性别分布

医院	男性		女性		合计	性别比
	人数	比例(%)	人数	比例(%)		
石家庄市合计	1127	50.93	1086	49.07	2213	1.04
河北医科大学第四医院	403	50.19	400	49.81	803	1.01
河北医科大学第一医院	191	46.70	218	53.30	409	0.88
河北省胸科医院	99	48.53	105	51.47	204	0.94
河北省中医院	53	63.86	30	36.14	83	1.77
石家庄市第一医院	381	53.36	333	46.64	714	1.14
唐山市合计	376	42.34	512	57.66	888	0.73
开滦总医院	182	43.75	234	56.25	416	0.78
唐山市人民医院	194	41.10	278	58.90	472	0.70
保定市合计	72	47.37	80	52.63	152	0.90
保定市第一中心医院	72	47.37	80	52.63	152	0.90
合计	1575	48.42	1678	51.58	3253	0.94

四、参加上消化道癌筛查人群的年龄分布

2021年度，河北省共计有1474人参加上消化道内镜检查，其中55~59岁年龄组参与人数最多，为331人，占22.46%，而70~74岁年龄组人数最少，为83人，占5.63%，见表8-4a，图8-3a。2022年度，河北省共计有1779人参加上消化道内镜检查，其中55~59岁年龄组参与人数最多，为433人，占24.34%，而70~74岁年龄组人数最少，为116人，占6.52%，见表8-4b，图8-3b。

2021—2022年度中，河北省共计有3253人参加上消化道内镜检查，其中55~59岁年龄组参与人数最多，为764人，占23.49%，而70~74岁年龄组人数最少，为199人，占6.12%。分城市来看，石家庄市参加上消化道癌筛查中，55~59岁年龄组参与人数最多，为526人，占23.77%，而70~74岁年龄组人数最少，为148人，占6.69%；唐山市参加上消化道癌的筛查人群中，50~54岁年龄组参与人数最多，为233人，占26.64%，而70~74岁年龄组人数最少，为44人，占4.95%；保定市参加上消化道癌的筛查人群中，50~54岁年龄组参与人数最多，为38人，占25.00%，而70~74岁年龄组人数最少，为7人，占4.61%。见表8-4c，图8-3c。

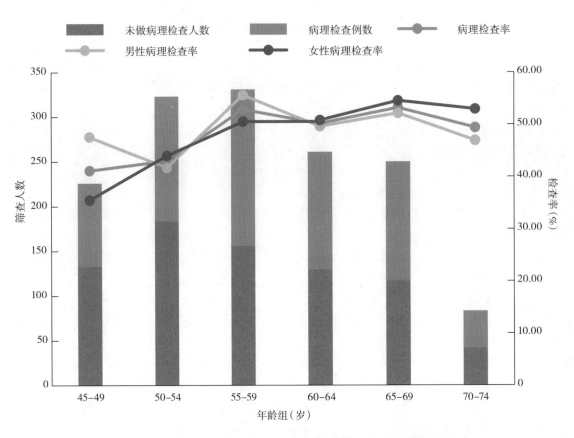

图8-3a　2021年度河北省城癌项目上消化道内镜检查及病理检查情况

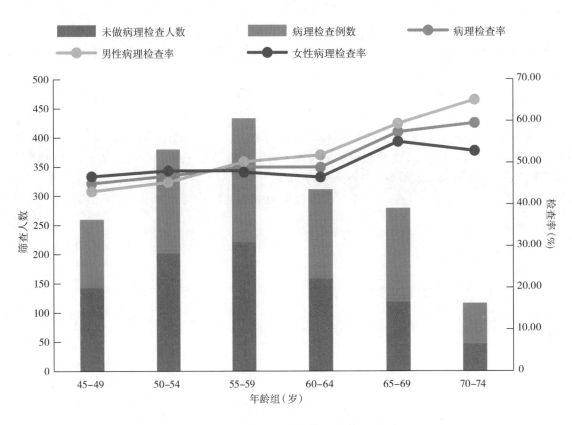

图8-3b　2022年度河北省城癌项目上消化道内镜检查及病理检查情况

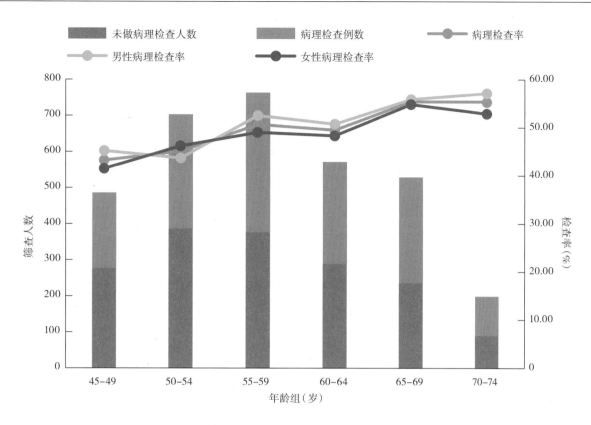

图8-3c　2021—2022年度河北省城癌项目上消化道内镜检查及病理检查情况

表8-4a 2021年度河北省城项目上消化道癌筛查参与者年龄分布

医院	45~49		50~54		55~59		60~64		65~69		70~74		合计
	人数	比例(%)	人数	比例(%)	人数	比例(%)	人数	比例(%)	人数	比例(%)	人数	比例(%)	
石家庄市合计	155	15.80	194	19.78	213	21.71	175	17.84	176	17.94	68	6.93	981
河北医科大学第四医院	65	17.15	61	16.09	70	18.47	74	19.53	74	19.53	35	9.23	379
河北医科大学第一医院	35	16.06	45	20.64	52	23.85	33	15.14	39	17.89	14	6.42	218
河北省胸科医院	8	11.76	21	30.88	12	17.65	7	10.29	16	23.53	4	5.88	68
石家庄市第一医院	47	14.87	67	21.20	79	25.00	61	19.30	47	14.87	15	4.75	316
唐山市合计	71	14.40	129	26.17	118	23.94	86	17.44	74	15.01	15	3.04	493
开滦总医院	32	12.45	71	27.63	71	27.63	40	15.56	34	13.23	9	3.50	257
唐山市人民医院	39	16.53	58	24.58	47	19.92	46	19.49	40	16.95	6	2.54	236
合计	226	15.33	323	21.91	331	22.46	261	17.71	250	16.96	83	5.63	1474

表8-4b 2022年度河北省城项目上消化道癌筛查参与者年龄分布

医院	45~49		50~54		55~59		60~64		65~69		70~74		合计
	人数	比例(%)	人数	比例(%)	人数	比例(%)	人数	比例(%)	人数	比例(%)	人数	比例(%)	
石家庄市合计	188	15.26	238	19.32	313	25.41	215	17.45	198	16.07	80	6.49	1232
河北医科大学第四医院	72	16.98	97	22.88	92	21.70	62	14.62	66	15.57	35	8.25	424
河北医科大学第一医院	40	20.94	35	18.32	59	30.89	27	14.14	22	11.52	8	4.19	191
河北省胸科医院	21	15.44	19	13.97	43	31.62	24	17.65	24	17.65	5	3.68	136
河北省中医院	15	18.07	14	16.87	18	21.69	18	21.69	14	16.87	4	4.82	83
石家庄市第一医院	40	10.05	73	18.34	101	25.38	84	21.11	72	18.09	28	7.04	398
唐山市合计	53	13.42	104	26.33	87	22.03	65	16.46	57	14.43	29	7.34	395
开滦总医院	25	15.72	49	30.82	22	13.84	23	14.47	29	18.24	11	6.92	159
唐山市人民医院	28	11.86	55	23.31	65	27.54	42	17.80	28	11.86	18	7.63	236
保定市合计	19	12.50	38	25.00	33	21.71	31	20.39	24	15.79	7	4.61	152
保定市第一中心医院	19	12.50	38	25.00	33	21.71	31	20.39	24	15.79	7	4.61	152
合计	260	14.61	380	21.36	433	24.34	311	17.48	279	15.68	116	6.52	1779

表8-4c　2021—2022年度河北省城癌项目上消化道癌筛查参与者年龄分布

医院	45~49		50~54		55~59		60~64		65~69		70~74		合计
---	人数	比例(%)	人数	比例(%)	人数	比例(%)	人数	比例(%)	人数	比例(%)	人数	比例(%)	
石家庄市合计	343	15.50	432	19.52	526	23.77	390	17.62	374	16.90	148	6.69	2213
河北医科大学第四医院	137	17.06	158	19.68	162	20.17	136	16.94	140	17.43	70	8.72	803
河北医科大学第一医院	75	18.34	80	19.56	111	27.14	60	14.67	61	14.91	22	5.38	409
河北省胸科医院	29	14.22	40	19.61	55	26.96	31	15.20	40	19.61	9	4.41	204
河北省中医院	15	18.07	14	16.87	18	21.69	18	21.69	14	16.87	4	4.82	83
石家庄市第一医院	87	12.18	140	19.61	180	25.21	145	20.31	119	16.67	43	6.02	714
唐山市合计	124	13.96	233	26.24	205	23.09	151	17.00	131	14.75	44	4.95	888
开滦总医院	57	13.70	120	28.85	93	22.36	63	15.14	63	15.14	20	4.81	416
唐山市人民医院	67	14.19	113	23.94	112	23.73	88	18.64	68	14.41	24	5.08	472
保定市合计	19	12.50	38	25.00	33	21.71	31	20.39	24	15.79	7	4.61	152
保定市第一中心医院	19	12.50	38	25.00	33	21.71	31	20.39	24	15.79	7	4.61	152
合计	486	14.94	703	21.61	764	23.49	572	17.58	529	16.26	199	6.12	3253

第三节 上消化道癌筛查检出情况

一、各年度上消化道癌筛查上皮内瘤变及上消化道癌检出情况

2021年度，河北省城市癌症早诊早治项目参加上消化道癌筛查的人群中，内镜结合病理诊断共检出食管高级别上皮内瘤变3例，检出率为0.20%，检出胃高级别上皮内瘤变5例，检出率为0.34%，检出胃癌5例，检出率为0.34%，检出上消化道炎症1362例，检出率为92.40%，未检出食管癌。分城市来看，石家庄市共检出食管高级别上皮内瘤变3例，检出率为0.31%，检出胃高级别上皮内瘤变4例，检出率为0.41%，检出胃癌4例，检出率为0.41%，未检出食管癌；唐山市检出胃高级别上皮内瘤变1例，检出率为0.20%，检出胃癌1例，检出率为0.20%，未检出食管高级别上皮内瘤变、食管癌。分医院来看，食管高级别上皮内瘤变均为河北医科大学第四医院检出，检出率为0.79%，胃高级别上皮内瘤变检出率最高的为河北医科大学第四医院，检出率为0.53%，胃癌检出率最高的为河北省胸科医院，检出率为1.47%。见表8-5a，图8-4a。

2022年度，参加上消化道癌筛查的人群中，内镜结合病理诊断共检出食管高级别上皮内瘤变1例，检出率为0.06%，检出食管癌4例，检出率为0.22%，检出胃高级别上皮内瘤变1例，检出率为0.06%，检出胃癌3例，检出率为0.17%，检出上消化道炎症1676例，检出率为94.21%。分城市来看，石家庄市共检出食管高级别上皮内瘤变1例，检出率为0.08%，检出食管癌1例，检出率为0.08%，检出胃高级别上皮内瘤变1例，检出率为0.08%，检出胃癌1例，检出率为0.08%；唐山市检出食管癌1例，检出率为0.25%，检出胃癌2例，检出率为0.51%，未检出食管高级别上皮内瘤变、胃高级别上皮内瘤变；保定市检出食管癌2例，检出率为1.32%，未检出高级别上皮内瘤变和胃癌。分医院来看，食管高级别上皮内瘤变为石家庄市第一医院检出，检出率为0.25%，食管癌检出率最高的为保定市第一中心医院，检出率为1.32%，胃高级别上皮内瘤变为石家庄市第一医院检出，检出率为0.25%，胃癌检出率最高的为开滦总医院，检出率为0.63%。见表8-5b，图8-4b。

2021—2022年度中，河北省城市癌症早诊早治项目参加上消化道癌筛查的人群中，内镜结合病理诊断共检出食管高级别上皮内瘤变4例，检出率为0.12%，检出食管癌4例，检出率为0.12%，检出胃高级别上皮内瘤变6例，检出率为0.18%，检出胃癌8例，检出率为0.25%，检出上消化道炎症3038例，检出率为93.39%。分城市来看，石家庄市共检出食管高级别上皮内瘤变4例，检出率为0.18%，检出食管癌1例，检出率为0.05%，检出胃高级别上皮内瘤变5例，检出率为0.23%，检出胃癌5例，检出率为0.23%；唐山市检出食管癌1例，检出率为0.11%，检出胃高级别上皮内瘤变1例，检出率为0.11%，检出胃癌3例，检出率为0.34%，未检出食管高级别上皮内瘤变；保定市检出食管癌2例，检出率为1.32%，未检出上皮内瘤变和胃癌。分医院来看，食管高级别上皮内瘤变检出率最高的为河北医科大学第四医院，检出率为0.37%，食管癌检出率最高的为保定市第一中心医院，检出率为1.32%，胃高级别上皮内瘤变检出率最高的为石家庄市第一医院，检出率为0.28%，胃癌检出率最高的为河北医科大学第一医院和河北省胸科医院，检出率为0.49%。见表8-5c，图8-4c。

表8-5a 2021年度河北省城癌项目各承担医院上消化道癌筛查结果

医院	筛查人数	食管低级别上皮内瘤变		食管高级别上皮内瘤变		食管癌		胃低级别上皮内瘤变		胃高级别上皮内瘤变		胃癌	
		例数	检出率(%)	例数	检出率(%)	例数	检出率(%)	例数	检出率(%)	例数	检出率(%)	例数	检出率(%)
石家庄市合计	981	6	0.61	3	0.31	0	0	37	3.77	4	0.41	4	0.41
河北医科大学第四医院	379	4	1.06	3	0.79	0	0	14	3.69	2	0.53	1	0.26
河北医科大学第一医院	218	1	0.46	0	0	0	0	19	8.72	1	0.46	2	0.92
河北省胸科医院	68	0	0	0	0	0	0	1	1.47	0	0	1	1.47
石家庄市第一医院	316	1	0.32	0	0	0	0	3	0.95	1	0.32	0	0
唐山市合计	493	5	1.01	0	0.	0	0	2	0.41	1	0.20	1	0.20
开滦总医院	257	5	1.95	0	0	0	0	0	0	1	0.39	1	0.39
唐山市人民医院	236	0	0	0	0	0	0	2	0.85	0	0	0	0
合计	1474	11	0.75	3	0.20	0	0	39	2.65	5	0.34	5	0.34

表8-5b 2022年度河北省城癌项目各承担医院上消化道癌筛查结果

医院	筛查人数	食管低级别上皮内瘤变		食管高级别上皮内瘤变		食管癌		胃低级别上皮内瘤变		胃高级别上皮内瘤变		胃癌	
		例数	检出率(%)	例数	检出率(%)	例数	检出率(%)	例数	检出率(%)	例数	检出率(%)	例数	检出率(%)
石家庄市合计	1232	7	0.57	1	0.08	1	0.08	35	2.84	1	0.08	1	0.08
河北医科大学第四医院	424	2	0.47	0	0	0	0	21	4.95	0	0	0	0
河北医科大学第一医院	191	1	0.52	0	0	0	0	1	0.52	0	0	0	0
河北省胸科医院	136	0	0	0	0	0	0	0	0	0	0	0	0
河北省中医院	83	1	1.20	0	0	0	0	0	0	0	0	0	0
石家庄市第一医院	398	3	0.75	1	0.25	1	0.25	13	3.27	1	0.25	1	0.25
唐山市合计	395	6	1.52	0	0	1	0.25	5	1.27	0	0	2	0.51
开滦总医院	159	5	3.14	0	0	0	0	1	0.63	0	0	1	0.63
唐山市人民医院	236	1	0.42	0	0	1	0.42	4	1.69	0	0	1	0.42
保定市合计	152	0	0	0	0	2	1.32	0	0	0	0	0	0
保定市第一中心医院	152	0	0	0	0	2	1.32	0	0	0	0	0	0
合计	1779	13	0.73	1	0.06	4	0.22	40	2.25	1	0.06	3	0.17

表8-5c 2021—2022年度河北省城癌项目各承担医院上消化道癌筛查结果

医院	筛查人数	食管低级别上皮内瘤变		食管高级别上皮内瘤变		食管癌		胃低级别上皮内瘤变		胃高级别上皮内瘤变		胃癌	
		例数	检出率(%)	例数	检出率(%)	例数	检出率(%)	例数	检出率(%)	例数	检出率(%)	例数	检出率(%)
石家庄市合计	2213	13	0.59	4	0.18	1	0.05	72	3.25	5	0.23	5	0.23
河北医科大学第四医院	803	6	0.75	3	0.37	0	0	35	4.36	2	0.25	1	0.12
河北医科大学第一医院	409	2	0.49	0	0	0	0	20	4.89	1	0.24	2	0.49
河北省胸科医院	204	0	0	0	0	0	0	1	0.49	0	0	1	0.49
河北省中医院	83	1	1.20	0	0	0	0	0	0	0	0	0	0
石家庄市第一医院	714	4	0.56	1	0.14	1	0.14	16	2.24	2	0.28	1	0.14
唐山市合计	888	11	1.24	0	0	1	0.11	7	0.79	1	0.11	3	0.34
开滦总医院	416	10	2.40	0	0	0	0	1	0.24	1	0.24	2	0.48
唐山市人民医院	472	1	0.21	0	0	1	0.21	6	1.27	0	0	1	0.21
保定市合计	152	0	0	0	0	2	1.32	0	0	0	0	0	0
保定市第一中心医院	152	0	0	0	0	2	1.32	0	0	0	0	0	0
合计	3253	24	0.74	4	0.12	4	0.12	79	2.43	6	0.18	8	0.25

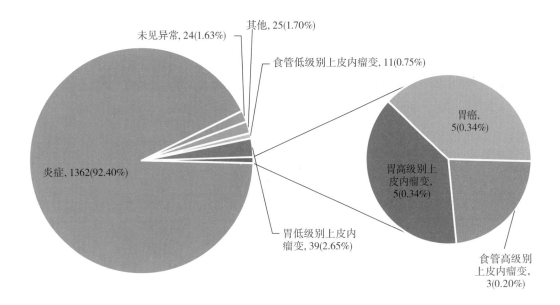

图8-4a 2021年度河北省城癌项目上消化道内镜检查参与者的疾病诊断分布

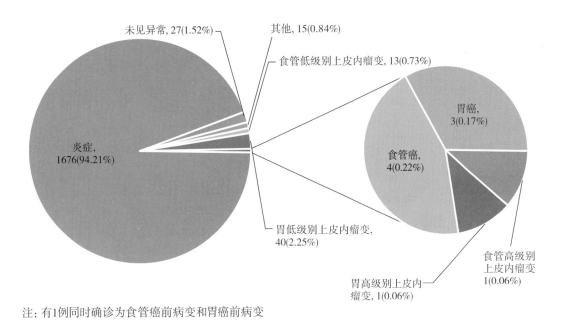

注:有1例同时确诊为食管癌前病变和胃癌前病变

图8-4b 2022年度河北省城癌项目上消化道内镜检查参与者的疾病诊断分布

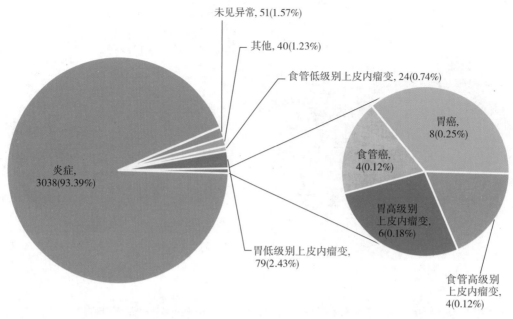

注：有1例同时确诊为食管癌前病变和胃癌前病变

图8-4c　2021—2022年度河北省城癌项目上消化道内镜检查参与者的疾病诊断分布

二、上消化道癌筛查上皮内瘤变及上消化道癌检出的性别和年龄分布

2021年度，河北省城市癌症早诊早治项目上消化道癌筛查中，分性别来看，胃低级别上皮内瘤变、胃高级别上皮内瘤变和胃癌检出率均是男性高于女性，食管低级别上皮内瘤变检出率则是女性更高，男性检出3例食管高级别上皮内瘤变，女性未检出，男、女性均未检出食管癌。分年龄来看，食管低级别上皮内瘤变检出率较高的年龄组为65~69岁和70~74岁，60~64岁和65~69岁年龄组检出了食管高级别上皮内瘤变，其他年龄组均没有检出，各年龄组均未检出食管癌；胃低级别上皮内瘤变检出率较高的年龄组为70~74岁，60~64岁和65~69岁年龄组检出了胃高级别上皮内瘤变，其他年龄组均没有检出，胃癌仅检出5例，检出率的年龄变化趋势不显著。见表8-6a。

2022年度，上消化道癌筛查中食管癌、胃低级别上皮内瘤变和胃癌的检出率均是男性高于女性，食管低级别上皮内瘤变检出率则是女性更高，女性检出食管高级别上皮内瘤变和胃高级别上皮内瘤变各1例，男性没有检出。分年龄来看，食管低级别上皮内瘤变检出率较高的年龄组为65~69岁和70~74岁，60~64岁年龄组未检出食管低级别上皮内瘤变，食管高级别上皮内瘤变仅在65~69岁年龄组检出1例，55~59岁、60~64岁和65~69岁年龄组检出了食管癌，其他年龄组均没有检出；胃低级别上皮内瘤变检出率较高的年龄组为65~69岁和70~74岁，胃高级别上皮内瘤变仅在65~69岁年龄组检出1例，胃癌在60~64岁、65~69岁和70~74岁年龄组各检出1例，其他年龄组均没有检出。见表8-6b。

2021—2022年度中，河北省城市癌症早诊早治项目上消化道癌筛查中，分性别来看，食管高级别上皮内瘤变、食管癌、胃低级别上皮内瘤变、胃高级别上皮内瘤变和胃癌检出率均是男性高于女性，食管低级别上皮内瘤变检出率则是女性更高。分年龄来看，食管低级别上皮内瘤变检出率较高的年龄组为65~69岁和70~74岁，食管高级别上皮内瘤变仅在60~64岁和65~69岁年龄组检出，食管癌仅检出4例，无明显年龄趋势，胃低级别上皮内瘤变检出率较高的年龄组为70~74岁，胃高级别上皮内瘤变仅在60~64岁和65~69岁年龄组各检出3例，胃癌检出率较高的年龄组为70~74岁。见表8-6c，图8-5。

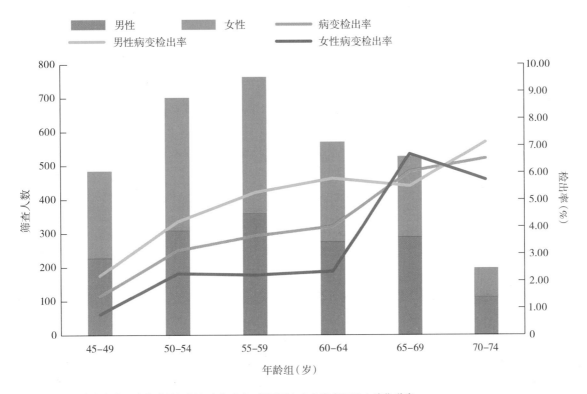

注：病变包含上消化道低级别上皮内瘤变、高级别上皮内瘤变以及上消化道癌

图8-5 2021—2022年度河北省城癌项目上消化道癌筛查及检出率分布

表8-6a 2021年度河北省城癌项目上消化道癌筛查分性别和年龄别检出情况

特征	食管低级别上皮内瘤变		食管高级别上皮内瘤变		食管癌		胃低级别上皮内瘤变		胃高级别上皮内瘤变		胃癌		筛查人数
	例数	检出率(%)	例数	检出率(%)	例数	检出率(%)	例数	检出率(%)	例数	检出率(%)	例数	检出率(%)	
性别													
男性	5	0.69	3	0.41	0	0	24	3.32	4	0.55	4	0.55	723
女性	6	0.80	0	0	0	0	15	2.00	1	0.13	1	0.13	751
年龄组(岁)													
45-49	1	0.44	0	0	0	0	1	0.44	0	0	2	0.88	226
50-54	3	0.93	0	0	0	0	10	3.10	0	0	1	0.31	323
55-59	0	0	0	0	0	0	13	3.93	0	0	1	0.30	331
60-64	2	0.77	1	0.38	0	0	5	1.92	3	1.15	1	0.38	261
65-69	4	1.60	2	0.80	0	0	5	2.00	2	0.80	0	0	250
70-74	1	1.20	0	0	0	0	5	6.02	0	0	0	0	83
合计	11	0.75	3	0.20	0	0	39	2.65	5	0.34	5	0.34	1474

表8-6b 2022年度河北省城癌项目上消化道癌筛查分性别和年龄别检出情况

特征	食管低级别上皮内瘤变		食管高级别上皮内瘤变		食管癌		胃低级别上皮内瘤变		胃高级别上皮内瘤变		胃癌		筛查人数
	例数	检出率(%)	例数	检出率(%)	例数	检出率(%)	例数	检出率(%)	例数	检出率(%)	例数	检出率(%)	
性别													
男性	5	0.59	0	0	3	0.35	27	3.17	0	0	2	0.23	852
女性	8	0.86	1	0.11	1	0.11	13	1.40	1	0.11	1	0.11	927
年龄组(岁)													
45-49	2	0.77	0	0	0	0	1	0.38	0	0	0	0	260
50-54	1	0.26	0	0	0	0	7	1.84	0	0	0	0	380
55-59	2	0.46	0	0	1	0.23	11	2.54	0	0	0	0	433
60-64	0	0	0	0	2	0.64	8	2.57	0	0	1	0.32	311
65-69	6	2.15	1	0.36	1	0.36	9	3.23	1	0.36	1	0.36	279
70-74	2	1.72	0	0	0	0	4	3.45	0	0	1	0.86	116
合计	13	0.73	1	0.06	4	0.22	40	2.25	1	0.06	3	0.17	1779

表8-6c　2021—2022年度河北省城癌项目上消化道癌筛查分性别和年龄别检出情况

特征	食管低级别上皮内瘤变		食管高级别上皮内瘤变		食管癌		胃低级别上皮内瘤变		胃高级别上皮内瘤变		胃癌		筛查人数
	例数	检出率(%)	例数	检出率(%)	例数	检出率(%)	例数	检出率(%)	例数	检出率(%)	例数	检出率(%)	
性别													
男性	10	0.63	3	0.19	3	0.19	51	3.24	4	0.25	6	0.38	1575
女性	14	0.83	1	0.06	1	0.06	28	1.67	2	0.12	2	0.12	1678
年龄组(岁)													
45~49	3	0.62	0	0	0	0	2	0.41	0	0	2	0.41	486
50~54	4	0.57	0	0	0	0	17	2.42	0	0	1	0.14	703
55~59	2	0.26	0	0	1	0.13	24	3.14	0	0	1	0.13	764
60~64	2	0.35	1	0.17	2	0.35	13	2.27	3	0.52	2	0.35	572
65~69	10	1.89	3	0.57	1	0.19	14	2.65	3	0.57	1	0.19	529
70~74	3	1.51	0	0	0	0	9	4.52	0	0	1	0.50	199
合计	24	0.74	4	0.12	4	0.12	79	2.43	6	0.18	8	0.25	3253

五、结　论

2021—2022年度河北省城市癌症早诊早治项目中上消化道癌筛查完成情况较为理想，但是病理检查完成情况参差不齐，应着重加强医生对活检的重视。通过上消化道内镜结合病理诊断，能提高早期发现、早期诊断和早期治疗的比例，降低上消化道癌发病率和死亡率，提高患者生活质量，减轻个人和社会经济负担。

上消化道癌及上皮内瘤变检出率多是男性高于女性，这与河北省城市地区男性上消化道癌发病率高于女性的流行病学特征相一致。上消化道病变的检出率均呈现出随着年龄增长而逐渐升高的趋势，这也与河北省45~74岁年龄段上消化道癌发病率随着年龄增长而逐渐升高的趋势相符合。因此，应着重加大对河北省男性人群和老年人群的上消化道癌筛查力度。

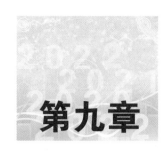

第九章

河北省癌症早诊早治总结及展望

随着我国城市化、工业化、老龄化进程的加快，恶性肿瘤已成为危害我国居民生命和健康的主要慢性病之一。《中国卫生健康统计年鉴2022》显示，恶性肿瘤是我国城市居民第二位死亡原因，死亡率为158.7/10万，与排在第一位的心脏病死亡率(165.4/10万)基本持平。在过去30~40年中，恶性肿瘤死亡率在城市人群中的增长速度远高于农村，尤其是男性人群。据世界卫生组织国际癌症研究署(WHO/IARC)预测，中国恶性肿瘤的发病数和死亡数在未来的20~30年内将持续增长，尤其是城市人群。因此，开展中国城市癌症早诊早治项目势在必行。

自20世纪80年代世界卫生组织明确提出，癌症的早发现、早诊断、早治疗策略以来，癌症的筛查和早诊早治已被公认为癌症防控最重要关口和有效手段。河北省是我国上消化道癌高发省份，自20世纪70年代成立了河北省肿瘤防治办公室，50年来，在全省多个高发现场建立了防治基地，系统开展了癌症早诊早治工作。为贯彻落实国家卫生健康委等10部门《关于印发健康中国行动——癌症防治实施方案 (2019—2022年)的通知》，深入推进健康河北行动，切实维护广大人民群众健康，2019年12月省卫生健康委等10部门联合制定了冀卫疾控函〔2019〕8号文件《健康河北行动——癌症防治实施方案(2019—2022年)》。提出了明确目标：到2022年，全省癌症防治体系更加完善，危险因素综合防控取得明显进展，癌症筛查、早诊早治和规范诊疗水平显著提升，癌症发病率、死亡率上升趋势得到遏制，总体癌症5年生存率比2015年提高3个百分点，患者疾病负担得到有效控制。为此，将我省目前癌症早诊早治工作总结如下：

一、初步构建全省癌症早诊早治工作网络

河北省肿瘤防治办公室从20世纪70年代开始，在食管癌高发区探索食管癌早诊早治的方法，先后采用拉网、吞水音图、隐血珠以及内镜等方法进行筛查。在内镜下碘染色加指示性活检技术中，通过体外微量糖原的分子光谱测定分析方法，证实了正常食管鳞状上皮细胞中含大量糖原，与碘发生化学反应生成蓝紫色糖原–碘配合物，而食管癌组织中糖原含量减少或消失，不着色或浅着色。并通过动物实验证实，应用1.5%碘液行食管黏膜染色是安全的。这些研究为内镜下碘染色筛查方法在大人群中的安全应用提供了理论依据。1990年实施了国内第一例早期食管癌的内镜切除，在央视《新闻联播》频道报道。作为主要参与单位参加了"太行抗癌工程"。主持国家"十一五"科技支撑计划"食管癌早期治疗技术的多中心临床研究"，在全国食管癌高发的四省五县(河北省、河南省、山东省、四川省、磁县、涉县、肥城县、林州市、盐亭县)15万目标人群中开展食管癌早期治疗方案研究，通过内镜下碘染色技术诊断早期食管癌，利用内镜下套帽切除术完成330例早期食管癌内镜下治疗，随访结果显示患者5年生存率达95%以上。2005年，磁县被授予全国食管癌早诊早治示范基地。同年，启动了全省食管癌早诊早治项目。

2006年，中央转移支付资金支持在农村高发区开展以人群为基础的癌症筛查和早诊早治工作，河北省的磁县、涉县被列入全国首批14个县区之中。15年来，项目覆盖地区逐步扩大，目前覆盖我省石家庄、唐山、邯郸、邢台、保定、承德、沧州、廊坊、衡水、定州、辛集和雄安新区所辖区县的51家项目承担单位。2012年国家卫生健康委(原卫生部)启动了国家重大公共卫生服务项目——城市癌症早诊早治工作。在

城市地区开展五大癌种的联合筛查工作。河北省成为首批加入的9个省份之一，参与城市为唐山市。随后石家庄市、邢台市、邯郸市、沧州市和秦皇岛市相继加入项目城市，覆盖人口达4541万人。

通过项目的实施，逐步建立起全省癌症早诊早治工作网络。项目行政管理由河北省卫生健康委员会实施，包括统筹协调、项目选点和工作落实督导等。项目技术管理以河北省肿瘤防治办公室为核心，市级/县级肿瘤医院/综合医院、各市疾病预防与控制中心以及基层医疗卫生服务机构为基础，形成了全省癌症防治网络。省、市、县三级肿瘤医院之间建立了紧密的合作交流关系，有助于全省肿瘤防控工作协同发展。癌症早诊早治工作对各市、县级肿瘤医院的癌症筛查水平起到了积极的推动作用，承担临床筛查的相关科室，如承担肺癌筛查的CT室、承担乳腺癌和肝癌筛查的B超室和影像科、承担上消化道癌和结直肠癌筛查的内镜科以及病理科、检验科等科室，其癌症防治服务能力通过培训和筛查实践得到显著的提升，技术水平得到进一步加强，初步建立起河北省癌症防治专业队伍。

二、显著提高癌症早诊率，取得显著的经济和社会效益

河北省城市癌症早诊早治项目实施的11年期间，针对城市地区 45~74岁的当地户籍常住人口，累计完成43.2万份防癌风险评估问卷，完成15.9万人次临床筛查。其中2021—2022年度，共完成50 486份防癌风险评估问卷，通过防癌风险评估系统共评估出高危人群33 710人，高危率66.77%。临床筛查25 026人次，任务完成率达到108.81%。共检出所有阳性病变及可疑癌或癌病例3690人次，阳性检出率为14.74%。其中肺癌低剂量螺旋 CT 筛查8460人次，筛查出阳性肺结节1230例(14.54%)，疑似肺癌95例(1.12%)；乳腺癌超声和 X 线筛查6170人次，筛查出BI-RADS 3类1754例(28.43%)，BI-RADS 4~5类293例(4.75%)；结直肠癌结肠镜筛查3636人次，筛查出癌前病变280例(7.70%)，结直肠癌 25例(0.69%)；上消化道癌内镜筛查3253人次，筛查出上消化道高级别上皮内瘤变10例(0.31%)，上消化道癌12例(0.37%)；肝癌血液甲胎蛋白检测结合超声筛查3507人次，筛查出肝占位16例(0.46%)。河北省上消化道癌筛查工作实施14年来，共筛查236 804人次，发现癌症患者4970例，其中早期癌症3931例，治疗4329例。通过癌症早诊早治工作显著提高了我国癌症的早诊率，使我省癌症预防关口明显前移，取得了显著的经济效益和社会效益。

三、提高全省居民癌症防治知识知晓率，提升全民健康素养

通过癌症早诊早治项目实施，各级承担单位以招募筛查参与对象为契机，广泛通过电视、报纸、广播、网站、自媒体等方式宣传癌症防治知识，基层单位则进一步应用宣传车、科普海报、宣传册等媒介落实宣传，全面提升居民知晓率。河北省肿瘤防治办公室于2020年4—5月在全省范围内开展了居民癌症防治核心知识调查。通过微信小程序的方式对河北省11个地市、2个省直管市和1个雄安新区共计36 747名居民进行了问卷调查。调查结果显示，总体知晓率为79.0%。女性知晓率(79.4%)高于男性的知晓率(78.2%)，城市地区居民知晓率(80.5%)高于农村地区居民(77.7%)。调查发现年龄越大、居住地经济条件越好、文化程度越高，对癌症防治知识的知晓情况越好。参加过癌症筛查或防癌体检的居民对癌症防治知识的知晓情况较好。

四、河北省癌症早诊早治工作展望

河北省癌症早诊早治项目实施过程中，领导重视、组织机构健全是完成项目的根本保障。充分利用媒体宣传发动是提高人群依从性的有效途径：各项目承担单位群策群力，充分利用网络、电视、电台、海报、微信等大众媒体对项目内容及意义充分讲解，提高覆盖居民知晓率和参与率。项目选择三甲医院作为筛查承担单位是保障筛查质量的必要手段：由于临床筛查包括低剂量螺旋CT、内镜检查、超声和钼靶等，三甲医院的技术力量保障了筛查质量，提高了诊断的准确性，同时也吸引居民接受筛查，提高居民参与。提高社区卫生服务中心工作人员责任心是完成项目任务的有力措施：社区卫生服务中心是社区居民和医疗

机构的沟通桥梁，承担着大量的一线工作，只有具备高度的责任心和高涨的工作热情才能圆满完成工作任务。

因此，河北省癌症早诊早治工作的方向：

(1)在河北省所辖11个地市成立市级癌症中心，承担全市癌症早诊早治技术支持工作。在癌症高发县区成立癌症防治机构，进一步健全全省癌症早诊早治工作网络。

(2)探索癌症早诊早治支付模式，扩大全省癌症早诊早治覆盖范围。通过国家重大公共卫生服务项目、医保、自费等多种经费来源，使全省更多符合筛查条件的居民受益。

(3)建立全省癌症防治数据平台，整合全省城市癌症早诊早治项目、农村癌症早诊早治项目、肿瘤随访登记项目以及居民健康档案等多个独立的数据库，形成参与对象基本信息、高危评估结果、临床筛查结果以及包括筛查后确诊癌症患者诊疗信息在内的随访信息，实现全省大数据管理。

(4)继续加大癌症防治核心知识的宣传力度，通过世界癌症日、全国肿瘤防治宣传周、健康大讲堂等活动，强化个人健康责任。科普宣传是癌症防治的社会疫苗，用群众听得到，听得懂，听得进的途径和方式，普及癌症防治知识，将专业知识转变成老百姓听得懂，记得住，用得上的常识，融入他们的日常生活。

(5)加强目标人群的随访力度，争取在随访的过程中，了解患者的身体状况，掌握病情变化，从而发现潜在健康问题，提供个性化的医疗服务，督促居民定期体检，有病及时就医，将疾病的进展终点往前提，最终提高患者的身心健康水平。

(6)整合数据平台，尽早迈入大数据时代。建立全省癌症防治数据平台,整合全省城市癌症早诊早治项目、农村癌症早诊早治项目、肿瘤随访登记项目以及居民健康档案等多个独立的数据库,形成参与对象基本信息、高危评估结果、临床筛查结果以及包括筛查后确诊癌症患者诊疗信息在内的随访信息,实现全省大数据管理,尽早迈入大数据时代。

河北省城市癌症早诊早治项目正在科学化、规范化、整体化、可持续化的开展，今后也必将会迈入常态化、制度化的管理轨道。随着城市癌症早诊早治覆盖城市的不断扩大，必将会使更多的居民受益，检出更多的癌症乃至癌前病变患者，并对其及时规范治疗。通过探索适合于河北省实际情况的、经济有效的城市癌症早诊早治技术方案和管理模式，最终通过肿瘤早诊早治工作达到提高患者生存率，降低癌症死亡率的目的。

附　录

附件1

城市癌症早诊早治项目及高危人群评估知情同意书

　　城市癌症早诊早治项目是由国家卫生健康委员会疾病预防控制局牵头,国家癌症中心/中国医学科学院肿瘤医院负责实施的国家重大公共卫生专项,以发现早期癌症和癌前病变,实施干预措施,达到降低癌症发病率和死亡率、延长患者生存期和提高生产力、促进国家社会经济发展的目的。

　　近年随着我国人口老龄化进程的加快以及城市污染等危险因素的逐渐加重,城市老百姓的癌症发病率和死亡率不断上升。通过体检、筛查早期发现、早期治疗癌症是战胜癌症的最根本手段之一。

　　参加本项目后,首先要填写《防癌风险评估问卷》,同时工作人员会对您进行少量血液采集和粪便采集。采集的血液将做乙肝病毒表面抗原(HBsAg)检测初检,采集的粪便将做粪便隐血试验(fecal immunochemical test, FIT)和幽门螺杆菌(Hp)感染等检测。剩余生物样本将保存,并用于可能的生物学检测。检测结果将联合高危人群入组标准对您进行常见五种癌症(肺癌、乳腺癌、结直肠癌、上消化道癌和肝癌)的风险等级评估并开展随访。如果评估结果提示您为某种癌症的高风险人群,我们将邀请您参加这种癌症的相应筛查。筛查的主要方法如下:

　　肺癌:低剂量螺旋 CT

　　乳腺癌:乳腺超声+乳腺 X 线摄影检查

　　结直肠癌:结肠镜+指示性活检病理检查

　　上消化道癌:内镜+指示性活检病理检查

　　肝癌:腹部超声+甲胎蛋白(AFP)检测

参加本项目的益处:

　　我们将免费对您进行风险评估,符合条件的人员我们将免费为您进行相关检查。通过检查,您有可能被发现患有某些疾病,包括癌症或癌前病变,这样就可以得到早期诊断和治疗的机会。由于经费有限,发现不正常的情况后,进一步检查和治疗的费用不由本项目负担。

参加本项目的风险:

1、任何临床检查手段，尤其是影像学检查，都无法做到百分之百准确。如果影像学检查显示有异常情况发生，需要进一步的确诊。

2、低剂量螺旋 CT、乳腺 X 线摄影检查对身体有一定的辐射，但剂量较低，对一般人群是安全的。

3、癌症的发病原因是复杂的，包括饮食、环境、免疫、内分泌、遗传等因素。目前对于癌症的研究尚不能确定每个人患癌的真正病因，对某一个体患某种癌的风险评估是基于流行病学为基础的以常见危险因素作为评判标准进行的。随着研究的深入，可能会发现新的危险因素。因此，评估为低风险的人员也需要进行常规的体检和筛查，请您根据自身情况自行安排。

参加本项目的义务：

您需要提供真实的问卷信息，按照我们的安排进行各项检查，配合我们进行以后开展的随访及健康管理工作。

保密原则：

您的所有信息（流行病学信息、检查结果等）我们都会为您保密。信息由专人负责保管和录入。保证不会泄露给第三方。

自愿原则：

您参加本项目完全是自愿的。在项目的任何阶段，您都有权利随时退出项目。

自我声明：

我已阅读本知情同意书，理解全部相关情况，一些问题已经同项目组工作人员进行了讨论并得到满意答复，我同意参加这项研究。

参加人签字：　　　　　　　　　　日期：　　年　　月　　日

工作人员声明：

我已经向调查对象宣传和解释了这份知情同意书，他/她已经理解并同意参加本项目。

工作人员签字：　　　　　　　　　日期：　　年　　月　　日

附件2

参加者编码：|__| |__|__| |__|__| |__|__| |__|__| |__|__| |__|__|__|
年份　省　　市　　区　　街道　社区　　序号

防 癌 风 险 评 估 问 卷（2020版）

姓名：_____　　　　　性别：1. 男　　2. 女　　|__|

出生日期：|__|__|__|__|年|__|__|月|__|__|日（请填写阳历生日）

籍贯：_____省_____市_____县（区）

民族：1. 汉族　2. 蒙古族　3. 回族　4. 满族　5. 壮族　6. 维吾尔族　7. 哈萨克族　8. 其他，请注明_____　|__|

身份证：|__|__|__|__|__|__|__|__|__|__|__|__|__|__|__|__|__|__|

本人联系电话：|__|__|__|__|__|__|__|__|__|__|__|（手机）；

　　　　　　　|__|__|__|__|-|__|__|__|__|__|__|__|__|（座机）

联系人1电话：|__|__|__|__|__|__|__|__|__|__|__|（手机）

联系人2电话：|__|__|__|__|__|__|__|__|__|__|__|（手机）

常住地址：_____

工作单位：_____

检测结果：HBsAg: |__|阳性 |__|阴性 Hp: |__|阳性 |__|阴性 FIT: |__|阳性 |__|阴性（如采用定量化FIT，FIT检测具体结果为：_____ng/ml）

A. 一般情况
A1. 身高： |__|__|__|厘米
A2. 体重： |__|__|__|.|__|公斤
A3. 腰围： |__|__|__|厘米
A4. 文化程度： |__| 1. 未正规上过学　2. 小学　3. 初中　4. 高中/中专/技校 5. 大专　6. 大学及以上
A5. 婚姻状况： |__| 1. 未婚　2. 初婚　3. 再婚　4. 离异　5. 丧偶　6. 未婚同居
A6. 您的职业： |__| 1. 专业技术人员　2. 国家机关和企事业单位负责人 3. 职员　4. 商人　5. 农民　6. 工人　7. 服务性工作人员 8. 家务　99. 其他，请注明_____
A7. 您是否有有害物质职业接触（1年及以上）？ |__| 0. 否（跳转至B1）　　1. 是
A7.1. 职业接触何种有害物质（可多选）？ |__|__|__| 1. 石棉 2. 氡、铍、铀、铬、镉、镍、硅、矽等 3. 柴油废气、煤烟和煤烟灰
B. 饮食习惯(过去一年内你是否食用以下食品)

食品名称	频度	摄入量占比（周）
B1. 新鲜蔬菜	1. 每天 2. 每周4-6天 3. 每周2-3天 4. 每周1天及以下 |__|	|__|__|%
B2. 新鲜水果	1. 每天 2. 每周4-6天 3. 每周2-3天 4. 每周1天及以下 |__|	|__|__|%
B3. 肉蛋奶类	1. 每天 2. 每周4-6天 3. 每周2-3天 4. 每周1天及以下 |__|	|__|__|%
B4. 豆类食品	1. 每天 2. 每周4-6天 3. 每周2-3天 4. 每周1天及以下 |__|	|__|__|%
B5. 大蒜	1. 每天 2. 每周4-6天 3. 每周2-3天 4. 每周1天及以下 |__|	
B6. 口味偏好	1. 咸　2. 中　3. 淡 |__|	
B7. 腌制蔬菜	1. 每天 2. 每周4-6天 3. 每周2-3天 4. 每周1天及以下 |__|	|__|__|%
B8. 加工肉类	1. 每天 2. 每周4-6天 3. 每周2-3天 4. 每周1天及以下 |__|	|__|__|%
B9. 油炸食品	1. 每天 2. 每周4-6天 3. 每周2-3天 4. 每周1天及以下 |__|	|__|__|%

B10.是否喜烫热食品	1.是　　　2.否	☐	

C.生活环境、方式和习惯

C1. 厨房油烟暴露情况

C1.1.在过去一年中，您家做饭时住房内的油烟情况？ ☐

　　1. 无烟　2. 少许　3. 较多　4. 很多

C1.2. 您本人做饭时间多久？ ☐☐年 ☐☐月

C1.3. 您本人每周做几次饭？ ☐☐

C2. 吸烟情况

C2.1. 您是否吸烟（每天吸一支以上并连续或累计6个月以上者定义为吸烟）？ ☐

　　0. 否，从不吸（跳转至 C2.6）

　　1. 是，目前仍在吸

　　2. 以前吸，目前已戒烟

C2.2. 开始吸烟年龄 ☐☐

C2.3. 如果您仍在吸烟或曾吸烟，平均每天吸烟多少支（1两烟叶≈50支卷烟）？ ☐☐☐

C2.4. 如果您仍在吸烟或曾吸烟，扣除戒烟年数，共吸烟多久？ ☐☐年 ☐☐月

C2.5. 如果您目前已戒烟，这次戒烟已持续多久？ ☐☐年 ☐☐月

C2.6 对于不吸烟女性，是否与吸烟的家人共同生活≥20年？ ☐

　　0. 否　　　　1. 是

C2.6.1 该家人目前是否戒烟？ ☐ 0.否1.是
C2.6.2 如果是，该家人是否戒烟不足15年？ ☐ 0.否1.是
C2.6.3 该家人平均每天吸烟多少支？ ☐☐
C2.6.4 扣除戒烟年数，该家人共吸烟多少年？ ☐☐

C2.7 对于不吸烟女性，是否与吸烟的同事同室工作≥20年？ ☐

　　0. 否　　　　1. 是

C2.7.1 该同事目前是否戒烟？ ☐ 0.否1.是
C2.7.2 如果是，该同事是否戒烟不足15年？ ☐ 0.否1.是
C2.7.3 该同事平均每天吸烟多少支？ ☐☐
C2.7.4 扣除戒烟年数，该同事共吸烟多少年？ ☐☐

C3. 饮酒情况

C3.1. 您是否饮酒？（每天饮酒1两以上，持续1年以上）

　　0. 否（跳转至 C4.1）　　　　1. 是 ☐

C3.2. 若是，请填写下表

种类	0.否 1.是	每天饮酒量？	饮酒年限
啤酒	☐	☐☐☐ 毫升/天	☐☐ 年
低度白酒<40度	☐	☐☐ 两/天	☐☐ 年
高度白酒≥40度	☐	☐☐ 两/天	☐☐ 年

葡萄酒/黄酒	☐	☐☐☐ 毫升/天	☐☐ 年
米酒	☐	☐☐ 两/天	☐☐ 年

说明：啤酒750毫升相当于一两白酒；葡萄酒或黄酒（约200毫升）相当于一两白酒

C4. 运动情况

C4.1 您是否经常参加体育锻炼（经常是指平均每周3次以上，每次超过30分钟）？ ☐

　　0. 否　　　　1. 是

D. 既往史

D1. 您是否曾被确诊患有任何癌症（非黑色素瘤性皮肤癌除外）？ ☐

　　0. 否　　　　1. 是

您是否有下述疾病病史（经正规医疗机构明确诊断）？

D2. 慢性呼吸系统疾病史

D2.1. 您是否患有慢性呼吸系统疾病？ ☐

　　0. 否（跳转至 D3.1）　　　　1. 是

D2.2. 若是，请填写下表

疾病名称	0.否　　1.是
慢性阻塞性肺疾病	☐
肺气肿	☐
矽肺或尘肺	☐
肺结核	☐
其他：请注明＿＿＿＿＿	

D2.3. 如果您患有肺结核，是否已经痊愈≥2年？ ☐

　　0. 否　　　　1. 是

D3. 上消化道系统疾病史

D3.1. 您是否患有上消化道系统疾病？ ☐

　　0. 否（跳转至 D4.1）　　　　1. 是

D3.2. 若是，请填写下表

疾病名称	0.否　　1.是
食管上皮内瘤变	☐
慢性萎缩性胃炎	☐
肥厚性胃炎	☐
胃息肉	☐
手术后残胃	☐
胃黏膜上皮内瘤变	☐
胃肠上皮化生	☐
其他：请注明＿＿＿＿＿	

D3.3. 您是否患有食管或胃高级别上皮内瘤变？ ☐

　　0. 否　　　　1. 是

如果选是：具体部位为：食管 ☐ 胃 ☐ （可多选）

D4. 肝脏疾病史

D4.1. 您是否患有肝脏疾病？ |___|

    0. 否（跳转至 D5.1）   1. 是

D4.2. 若是，请填写下表

疾病名称	0. 否 1. 是
慢性乙型肝炎	|___|
慢性丙型肝炎	|___|
肝硬化	|___|
其他：请注明_____	

D5. 肠道疾病史

D5.1. 您是否患有肠道疾病？ |___|

    0. 否（跳转至 D5.3）   1. 是

D5.2. 若是，请填写下表

疾病名称	0. 否 1. 是
结直肠息肉	|___|
慢性结肠炎	|___|
其他：请注明_____	

D5.3. 您的一级亲属（包括父母、亲兄弟姐妹及子女）是否有患有家族性腺瘤性息肉病？ |___|

    0. 否   1. 是

D6. 其他系统疾病史

D6.1. 您是否患有以下疾病？ |___|

    0. 否（跳转至 E1）   1. 是

D6.2. 若是，请填写下表

疾病名称	0. 否 1. 是
高血压	|___|
高血脂症	|___|
糖尿病	|___|

E. 恶性肿瘤家族史

E1. 您家是否有人患肿瘤？ |___|

    0. 否   1. 是

E1.1. 若是，请填写下表

亲属关系	肿瘤名称	年龄
|__|	|__|__|	|__|__|
|__|	|__|__|	|__|__|
|__|	|__|__|	|__|__|
|__|	|__|__|	|__|__|
|__|	|__|__|	|__|__|

一级亲属：01=母亲 02=父亲 03=姐妹 04=兄弟 05=子女

二级亲属：06=祖父母 07=外祖父母 08=叔伯姑 09=舅姨

三级亲属：10=堂兄弟姐妹 11=表兄弟姐妹 99=其他

男性受访者请您确认签名并结束问卷回答，女性受访者请您继续回答 W 项问题

W. 女性生理和生育（仅女性受访者填写）

W1. 您的首次月经年龄是（周岁）？ |___|

W2. 您是否已绝闭经？ |___|

    0. 否   1. 是

W2.1. 若是，停经年龄（周岁） |___|___|

W3. 您是否使用激素替代治疗？ |___|

    0. 否

    1. 是，仅雌激素（如更宝芬、补佳乐、协坤、维尼安、更乐、倍美力、得美素、欧适可、松奇、康美华、尼尔雌醇等）

    2. 是，雌孕激素联合（如诺康律、诺更宁、克龄蒙、倍美安、倍美盈等）

W3.1. 若是，使用年数（半年填 0.5） |___|___|.|___|

W4. 您是否有活产史？ |___|

    0. 否（未生育、流产、死胎均包括） 1. 是

W4.1. 若是，初次活产年龄（周岁） |___|___|

W5. 您是否有哺乳史？ |___|

    0. 否   1. 是

W5.1. 若是，累计哺乳月数（不足 1 月按 1 月计）|___|___|

W6. 您是否曾有乳腺活检史或乳腺良性疾病手术史？ |___|

    0. 否   1. 是

W6.1. 若是，请注明次数 |___|

W7. 您是否有一级亲属（母亲、姐妹及子女）曾患乳腺癌？ |___|

    0. 否   1. 是

W8. 您是否有二级亲属（祖母、外祖母及姑姨）50 岁前曾患乳腺癌？ |___|

    0. 否   1. 是

W8.1. 若是，请注明人数 |___|

W9. 您是否有二级亲属（祖母、外祖母及姑姨）50 岁前曾患卵巢癌？ |___|

    0. 否   1. 是

W9.1. 若是，请注明人数 |___|

如果您确认 A-W 项的所有问题填选真实准确，

请签名：_____

调查员编号：|___|___| 签名：_____

审核员编号：|___|___| 签名：_____

调查日期：20|___|___|年|___|___|月|___|___|日

附件 1

"城市癌症早诊早治项目"肺癌筛查
知情同意书

请仔细阅读以下内容。如有不明白之处，您可以请医生给予解释。

项目简介："城市癌症早诊早治项目"是目前中国大陆地区覆盖范围最广的早期癌症筛查的国家重大公共卫生专项，计划有 26 个省、市、自治区参加该项目。该项目是国家财政拨付专款，由政府组织，指定具体医疗单位负责实施的社会公益项目。本次筛查是免费的，专项资金将支付您参加本次筛查的相关费用，但不包括进一步诊断和治疗的费用。

检查过程：我们将邀请在"高危人群问卷调查"中筛选出的肺癌高危人群进行低剂量螺旋 CT 筛查。如果通过 CT 图像发现恶性病变或暂时不能定性的病变，专家会根据病变的不同特点，给予不同的诊治意见，如定期 CT 随诊、穿刺活检，支气管镜检，手术切除、放疗及化疗等；为了减少误诊、漏诊，请您遵医嘱进行必要的随诊复查。

低剂量螺旋 CT 说明：低剂量螺旋 CT 扫描是一种无创性检查技术，安全、无痛苦。所用射线剂量仅为常规 CT 剂量的 1/8～1/4。然而，任何一种影像学检查方法均存在一定的漏诊，而且在肺癌的发生发展过程中，有"间隔癌症"情况发生，即此次进行的肺癌早期筛查项目仅能对本次检查的结果负责，您仍然需要在今后定期进行健康查体等相关检查。如果您想进一步了解情况，请与检查小组的医生联系。

筛查可能获得的益处：CT 检查可发现您是否患有或疑似肺癌，如果你确有肺癌或可疑病变，我们会优先安排您进行及时治疗及随诊。如果您参加检查，还可全面了解你有无肺的其它病变，有无冠状动脉钙化，有无早期肺小气道改变，有无主动脉瘤等。

筛查的费用：本次进行低剂量 CT 筛查肺癌的检查费用由"城市癌症早诊早治项目"负责，但不包括下一步复查及进一步诊断和治疗的相关费用。

保密原则：您的检查结果，依照相关法律会被严密保存，不被公开。承担该项目的医疗单位将储存本项目相关材料，任何有关项目的公开报告将不会披露您的个人信息。您的资料可能在以后的研究中使用，材料上贴有带编码的标签，不会出现您的姓名，您的所有个人信息将会保密。

自愿原则：您的参加系自愿性质，并且在任何时间都有退出的权利。

如果您对筛查有任何疑问，可与当地实施该项目的医生联系。

自我声明：我已充分理解了这份知情同意书，我同意参加此次筛查。

参加人员签字＿＿＿＿＿＿＿＿　　　　　　日期＿＿＿＿年＿＿＿＿月＿＿＿日

证人声明：我已经向受检对象宣读和解释了这份知情同意书。他（她）已经理解并同意参加本项目。

证人签字＿＿＿＿＿＿＿＿　　　　　　日期＿＿＿＿年＿＿＿＿月＿＿＿日

附件 2

肺癌低剂量螺旋 CT 检出肺内结节记录表

姓名：_____ 性别：_____ 年龄：_____ 身份证号：_____

参加者编码 |__|__|__|__|__|__|__|__|__|__|__|__|__|__|__|__|__|__|__|

低剂量螺旋 CT 筛查结果表

检查时间

1.CT 检查的日期：20|__|__|年|__|__|月|__|__|日
2.本次 CT 扫描年度（**非必填项**） 　　　□1. 第一年 CT 扫描（T0） 　　　□2. 第二年 CT 扫描（T1） 　　　□3. 第三年 CT 扫描（T2）

技术参数

（第一例筛查者信息录入后，此部分信息将自动出现在后面的所有筛查者信息内，不需要每次重复填写，除非参数有变化）

1.扫描设备制造商和型号（必填选项：设备+机型）

□**GE**：

□Revolution CT Xtream Edition	□Revolution Frontier	□Revolution HD
□Revolution ACT	□Revolution EVO	□Discovery CT750 HD
□Discovery CT590 RT	□Discovery RT	□Discovery CT
□Optima CT680	□Optima CT 670	□Optima CT660
□Optima CT 540	□ Optima CT 520	□Optima CT520 Pro
□Bright Speed Elite Select	□Bright Speed Elite	□Bright Speed 16
□Bright Speed 16pro	□Bright Speed Excel	□Light Speed VCT
□Light Speed16	□Light speed pro16	□Light speed pro32
□Light Speed Ultra	□Brivo CT315	□Brivo CT325
□Brivo CT385		

□**Siemens:**		
□SOMATOM Spirit	□SOMATOM Emotion	□SOMATOM Perspective
□SOMATOM Sensation 40/Open	□SOMATOM Force	□SOMATOM Definition Edge
□SOMATOM Definition AS	□SOMATOM Definition Flash	□SOMATOM Drive
□**Philips:**		
□MX16EVO2	□Access CT	□Flex 16
□Ingenuity CT	□Ingenuity core 128	□Brilliance iCT
□IQon Spectral CT		
□**Toshiba:**		
□AquilionTMONE	□AquilionTMViSION	□Aquilion TM PRIME 128
□Aquilion TM PRIME 160	□AquilionTMCXL	□AquilionTMRXL
□AquilionTM	□AlexionTM/Access edition	□ActivionONE TSX-031A
□ActivionONE TSX-101A		
□**联影:**		
□uCT 780（160 层）	□uCT 760（128 层）	□uCT 530（40 排 40 层）
□uCT 510（16 层）		

□**其他:**
备注: _____

2. 扫描参数

□固定毫安秒扫描　　　　　　　□自动毫安秒扫描

如为"固定毫安秒扫描"，请选择:

kVp	□120	□110	□100	□其他，请填写: _____	
mA	□50	□40	□30	□20	□其他，请填写: _____
球管旋转时间（s）	□0.4	□0.5	□0.8	□1.0	□其他，请填写: _____

如为"自动毫安秒扫描"，请选择：				
kVp	□120	□110	□100	□其他，请填写：_____
mA				
最小 mA	□30	□40	□50	□其他，请填写：_____
最大 mA	□300	□250	□200	□其他，请填写：_____
噪声指数（NI） （GE 设备）	□40	□其他，请填写：_____		
毫安秒（mAs） （Siemens 设备）	□20	□25	□30	□其他，请填写：_____
噪声指数（NI） （非 GE、Siemens 设备）	□0.4	□其他，请填写：_____		
旋转时间（s）	□0.4	□0.5	□0.8	□1.0　□其他，请填写：_____

3. 重建算法和层厚

重建算法	图像层厚	重建间隔
□标准/软组织 （必做）	常规层厚 □5.0 mm □其他，请填写：_____ mm 薄层 □1.0 mm □1.25 mm □其他，请填写：_____ mm	常规层厚 □5.0 mm □其他，请填写：_____ mm 薄层 □0.8 mm □1.0 mm □1.25 mm □其他，请填写：_____ mm
□肺 （Lung，可选做）	常规层厚 □5.0 mm □其他，请填写：_____ mm 薄层 □1.0 mm	常规层厚 □5.0 mm □其他，请填写：_____ mm 薄层 □0.8 mm

	□1.25 mm □其他，请填写：_____ mm	□1.0 mm □1.25 mm □其他，请填写：_____ mm
4. 剂量参数		

剂量参数	数值
容积 CT 剂量加权指数(CTDIvol)(mGy)	_____
剂量长度乘积(DLP)(mGy·cm)	_____

图像质量

1. CT 图像扫描情况：（非必填项）
□ A. CT 图像可以提供诊断信息   □ B. CT 图像提供诊断信息有限，但尚可以诊断   □ C. CT 图像不能提供有效诊断信息，需重新预约 CT 检查   □ D. 没有图像

2.造成此次检查图像提供诊断信息有限或不能提供有效诊断信息的原因（可多选）：（非必填项）	
□ A. 非最大吸气末时屏气扫描	□ B. 身体运动伪影
□ C. 呼吸运动伪影	□ D. 扫描技术参数不正确
□ E. CT 图像未包括整胸部范围	□ F. 严重的硬化射束伪影（如：受检者衣物配饰、吊坠、内衣扣等高密度物体造成放射状伪影）
□ G. 不均匀光子造成的伪影	□ H. 其他，如：_____

既往影像回顾（此部分非必填项）

1.是否回顾既往影像检查结果（包括筛查间隔期内的影像检查结果）？			
□1. 否 ； □2. 是			
既往影像描述			
既往影像日期	20___年___月___日	20___年___月___日	20___年___月___日
2. 既往影像检查方法： 1. CT 2. CXR（胸部X线检查） 3. MRI（磁共振） 4. PET-CT（正电子发射CT扫描） 5. LDCT（低剂量螺旋CT）	检查方法编号： _____	检查方法编号： _____	检查方法编号： _____
既往影像检查部位 （如有CT或MRI则必填） 1. 胸部 2. 腹部 3. 盆腔 4. 脑 5. 其他	检查部位编号： _____ 如其他，请填写 _____	检查部位编号： _____ 如其他，请填写 _____	检查部位编号： _____ 如其他，请填写 _____
既往影像检查类别 （基线年不填）： 1. 基线 2. 年度 3. 随访 4. 诊断	检查方法编号： _____	检查方法编号： _____	检查类别编号： _____

结节发现

1. 是否有非钙化结节（无论大小）？
□1. 否（跳至_"其他异常情况"部分）；
□2. 是（如果选择 2 "是"，请选择：□1. 单发；□2. 多发）

2. 是否所有结节均<5mm（不包括含肯定良性钙化成份的结节或肿块）？
□1. 否；□2. 是（跳至"其他异常情况"部分）

3. 结节是否≥5mm（不包括含肯定良性钙化成份的结节或肿块）？
□1. 否（跳至"其他异常情况"部分）；□2. 是
3.1 检出≥5mm 结节的数量
□≤6 枚，共____枚（每一个结节均需要填写下述"结节描述 & 位置"表）
□>6 枚，共____枚（按病变严重程度，填写 6 个"结节描述 & 位置"表）

结节描述& 位置

结节编号	结节_____	结节_____	结节_____	结节_____	结节_____
直径最大层面或序列编号，或最具代表性的层面					
序列编号	序列_____	序列_____	序列_____	序列_____	序列_____
图像号	图_____	图_____	图_____	图_____	图_____
解剖位置： 1. 右上叶 2. 右中叶 3. 右下叶 4. 左上叶 5. 左下叶 6. 叶间胸膜	位置编号： _____	位置编号： _____	位置编号： _____	位置编号： _____	位置编号： _____
密度： 1.实性 2.部分实性	密度编号： _____	密度编号： _____	密度编号： _____	密度编号： _____	密度编号： _____

3.非实性（纯磨玻璃密度）					
其他描述（如胸膜牵拉、空泡、空腔、空洞、坏死、钙化、液体/水样等）： 1.否 2.是	编号： _____	编号： _____	编号： _____	编号： _____	编号： _____
如果是，请选择（可多选）： 1. 胸膜牵拉 2. 空泡 3. 空腔 4. 空洞 5. 坏死 6. 钙化 7.液体/水样	描述编号（可多选）： _____	描述编号（可多选）： _____	描述编号（可多选）： _____	描述编号（可多选）： _____	描述编号（可多选）： _____
结节大小					
长径：	_____mm	_____mm	_____mm	_____mm	_____mm
垂直短径：	_____mm	_____mm	_____mm	_____mm	_____mm
平均径：	_____mm	_____mm	_____mm	_____mm	_____mm
体积 (如果已测量)：	_____mm^3	_____mm^3	_____mm^3	_____mm^3	_____mm^3
如果为**部分实性结节**，请填写**实性成分**的大小：					
长径：	_____mm	_____mm	_____mm	_____mm	_____mm
垂直短径：	_____mm	_____mm	_____mm	_____mm	_____mm
平均径：	_____mm	_____mm	_____mm	_____mm	_____mm

体积 (如果已测量):	_____mm³	_____mm³	_____mm³	_____mm³	_____mm³
形状： 1.圆形 2.椭圆形 3.分叶状 4.不规则 5.不能定义	形状编号： _____	形状编号： _____	形状编号： _____	形状编号： _____	形状编号： _____
边缘： 1.毛刺 2.清楚 3.模糊 4.光滑 5.难以判断	边缘编号： _____	边缘编号： _____	边缘编号： _____	边缘编号： _____	边缘编号： _____
结节的间期变化（基线年不填写）（非必填项）					
是否有任何间 **期改变** 1. 否 2. 是	编号： _____	编号： _____	编号： _____	编号： _____	编号： _____

结节总体大小改变 1.增大 2.缩小 3.无变化	编号： ＿＿＿＿	编号： ＿＿＿＿	编号： ＿＿＿＿	编号： ＿＿＿＿	编号： ＿＿＿＿
结节总体大小改变数值 mm （如前一项为"增大"或"缩小"，必填）	＿＿＿mm	＿＿＿mm	＿＿＿mm	＿＿＿mm	＿＿＿mm
结节实性成分的大小改变 1.增大 2.缩小 3.无变化	编号： ＿＿＿＿	编号： ＿＿＿＿	编号： ＿＿＿＿	编号： ＿＿＿＿	编号： ＿＿＿＿
结节实性成分大小改变的数值（mm） （如前一项为"增大"或"缩小"，必填）	＿＿＿mm	＿＿＿mm	＿＿＿mm	＿＿＿mm	＿＿＿mm
结节密度改变 1.增大 2.减低 3.无变化	编号： ＿＿＿＿	编号： ＿＿＿＿	编号： ＿＿＿＿	编号： ＿＿＿＿	编号： ＿＿＿＿
结节总体印象					
结节性质：	编号：	编号：	编号：	编号：	编号：

1.良性 2.良性可能大 3.不能定性 4.恶性可能大 5.恶性	——————	——————	——————	——————	——————
结节处理建议：（可多选）（非必填项） 1.年度复查 2.3个月复查 3.抗炎治疗后，1个月复查 4.无需抗炎，1个月后复查 5.诊断性平扫CT（薄层）进一步检查 增强CT（薄层）进一步检查 6.PET-CT进一步检查 7.活检 8.临床门诊就诊 9.其他	编号： —————— 如选"7-活检"，请选择（可多选）： □ 经皮穿刺 □ 经支气管镜 □ 其他，请说明—————— 如选9"其他"，请描述 ——————	编号： —————— 如选"7-活检"，请选择（可多选）： □ 经皮穿刺 □ 经支气管镜 □ 其他，请说明—————— 如选9"其他"，请描述 ——————	编号： —————— 如选"7-活检"，请选择（可多选）： □ 经皮穿刺 □ 经支气管镜 □ 其他，请说明—————— 如选9"其他"，请描述 ——————	编号： —————— 如选"7-活检"，请选择（可多选）： □ 经皮穿刺 □ 经支气管镜 □ 其他，请说明—————— 如选9"其他"，请描述 ——————	编号： —————— 如选"7-活检"，请选择（可多选）： □ 经皮穿刺 □ 经支气管镜 □ 其他，请说明—————— 如选9"其他"，请描述 ——————

会诊					
是否需要会诊？ 1.否 2.是	编号： ＿＿＿＿＿	编号： ＿＿＿＿＿	编号： ＿＿＿＿＿	编号： ＿＿＿＿＿	编号： ＿＿＿＿＿
会诊级别 1.非常紧急（三天内） 2.加急（一周内） 3.普通（一个月）	编号： ＿＿＿＿＿	编号： ＿＿＿＿＿	编号： ＿＿＿＿＿	编号： ＿＿＿＿＿	编号： ＿＿＿＿＿
提交会诊原因： 1.怀疑恶性 2.性质难判定 3.其他	编号：＿＿＿＿ 如选"其他"，请描述＿＿＿＿	编号：＿＿＿＿ 如选"其他"，请描述＿＿＿＿	编号＿＿＿＿ 如选"其他"，请描述＿＿＿＿	编号＿＿＿＿ 如选"其他"，请描述＿＿＿＿	编号：＿＿＿＿ 如选"其他"，请描述＿＿＿＿

结节整体处理建议	
整体处理建议：（按最严重结节处理建议选择） 1. 年度复查 2. 3个月复查 3. 抗炎治疗后，1个月复查 4. 无需抗炎，1个月后复查 5.诊断性平扫CT（薄层）进一步检查 增强CT（薄层）进一步检查 6. PET-CT进一步检查 7.活检 8.临床门诊就诊 9.其他	编号：＿＿＿＿＿＿ 如选"7-活检"，请选择（可多选）： □经皮穿刺 □经支气管镜 □其他，请说明＿＿＿＿＿ 如选9"其他"，请描述＿＿＿＿＿

其他异常情况（除肺结节以外）

本次扫描是否检出其他异常情况（如气道病变、肺实变、肺不张、肺气肿、肺大泡、肺囊肿、冠状动脉钙化、其他心脏或大血管异常、甲状腺/纵隔异常、乳腺异常、腹部异常、骨质异常等）？

□1. 无（结束问卷）；　□2．有

一、本次检查是否存在气道病变

□1．否　　　　□2．是

若选择 2 "是"，请勾选具体类型（可多选）及位置（单选）：

□1.支气管腔内结节	□1．右上叶；□2．右中叶；□3．右下叶；□4．左上叶；□5．左下叶
□2.支气管壁增厚	□1．右上叶；□2．右中叶；□3．右下叶；□4．左上叶；□5．左下叶
□3."树芽征"样病灶（非必填项）	□1．右上叶；□2．右中叶；□3．右下叶；□4．左上叶；□5．左下叶
□4.支气管扩张 （非必填项）	□1．右上叶；□2．右中叶；□3．右下叶；□4．左上叶；□5．左下叶
□5.弥漫性"马赛克"样改变（非必填项）	□1．右上叶；□2．右中叶；□3．右下叶；□4．左上叶；□5．左下叶
□6.粘液栓塞 （非必填项）	□1．右上叶；□2．右中叶；□3．右下叶；□4．左上叶；□5．左下叶
□7. 空气潴留（呼气性）（非必填项）	□1．右上叶；□2．右中叶；□3．右下叶；□4．左上叶；□5．左下叶

　　□8．其他：＿＿＿＿＿＿＿＿

二、本次检查是否存在肺实变、肺不张、肺气肿、肺大泡、肺囊肿、肺间质纤维化、纤维瘢痕、小气道病变

　　□1．否；□2．是

1. 肺实变

□ 1.无；□ 2.有

如果选择 2 "有"，请勾选具体位置（可多选）：

□ 1. 右上叶；□ 2. 右中叶；□ 3. 右下叶；□ 4. 左上叶；□ 5. 左下叶

2. 肺不张

□ 1.无；□ 2.有

如果选择 2 "有"，请勾选具体位置（可多选）：

□ 1. 右上叶；□ 2. 右中叶；□ 3. 右下叶；□ 4. 左上叶；□ 5. 左下叶

3. 肺气肿

□ 1.无；□ 2.有

如果选择 2 "有"，请描述严重程度（选择）：

注：轻度 、中度 、重度的定义为：

轻度：冠状位观察，影像诊断医生视觉上，肺气肿区域占整个肺体积<1/3

中度：冠状位观察，影像诊断医生视觉上，肺气肿区域占整个肺体积 1/3~2/3

重度：冠状位观察，影像诊断医生视觉上，肺气肿区域占整个肺体积＞2/3

严重程度：

□ 1. 轻度；□ 2. 中度；□ 3. 重度 ；□ 4. 难以判断

4. 肺大泡

□ 1.无；□ 2.有

5. 肺囊肿

□ 1.无；□ 2.有

6. 肺间质纤维化

□ 1.无；□ 2.有

如果选择 2 "有"，请勾选具体位置（可多选）：

□ 1. 弥漫性；□ 2. 右上叶；□ 3. 右中叶；□ 4. 右下叶；□ 5. 左上叶；□ 6. 左下叶

7. 纤维瘢痕

□ 1.无；□ 2.有

如果选择 2 "有"，请勾选具体位置（可多选）：

□ 1. 右上叶；□ 2. 右中叶；□ 3. 右下叶；□ 4. 左上叶；□ 5. 左下叶

8. 肺钙化灶

□1 无 ；□2 有

如果选择 2 "有"，请勾选具体位置（可多选）：

□1 右；□2. 左

9. 小气道病变

□1. 无 ；□2. 有

三、本次检查是否存在胸腔积液或胸膜异常（胸膜增厚或斑块、胸膜钙化、胸膜肿物）和胸壁异常？

□1.否 ；□2. 是

1. 胸腔积液

□1 无 ；□2 有

1.1. 胸腔积液（右侧）

□1. 无；□2. 少量；□3. 中量；□4. 大量

1.2. 胸腔积液（左侧）

□1. 无；□2. 少量；□3. 中量；□4. 大量

2. 胸膜增厚或胸膜斑块（ **非必填项**） □1无；□2 有

2.1. 胸膜增厚或胸膜斑块的位置 □1. 右；□2. 左

3. 胸膜钙化（ **非必填项**）

□1 无;□2 有

如果选择 "有"，请勾选具体位置（可多选）：

□1. 右；□2. 左

4. 胸膜肿物 （ **非必填项**）

□1 无;□2 有

如果选择 "有"，请勾选具体位置（可多选）：

□1. 右；□2. 左

5. 胸壁异常 （ **非必填项**）

□1 无;□2 有

如果选择 "有"，请勾选具体位置（可多选）：

□1. 右；□2. 左

5.1. 如果胸壁异常，请勾选

□1. 骨质破坏　□2. 肿物　□3. 其他：_____

四、本次检查是否存在"冠状动脉钙化"？

□1.否 ；□2. 是

如果选择2"是"，请选择具体位置（可多选）及严重程度（单选）：

注：轻度 、中度 、重度的定义为：

轻度：冠状动脉钙化长度（如多灶不连续则计算总和）占整枝冠脉长度的<1/3

中度：冠状动脉钙化长度（如多灶不连续则计算总和）占整枝冠脉长度的 1/3~2/3

重度：冠状动脉钙化长度（如多灶不连续则计算总和）占整枝冠脉长度>2/3

严重程度：

□1. 左主干　　　严重程度：□1.轻度　□2. 中度　□3. 重度　□4. 难以判断

□2. 左前降支　　严重程度：□1.轻度　□2. 中度　□3. 重度　□4. 难以判断

□3. 左回旋支　　严重程度：□1.轻度　□2. 中度　□3. 重度　□4. 难以判断

□4. 右主干　　　严重程度：□1.轻度　□2. 中度　□3. 重度　□4. 难以判断

五、本次检查心脏或大血管是否存在以下异常？（如：主动脉壁钙化、心包积液、房室增大、瓣膜钙化等）

□1.否 ；□2. 是

1. 主动脉壁钙化

□1 无；　□2 有

2. 心包积液 （ 非必填项）

□1. 无；□2. 少量；□3. 中量；□4. 大量

3.其他（如房室增大、瓣膜钙化、主动脉扩张、主动脉瘤、主动脉夹层） （ 非必填项）

□1.无；　□2.有

如果选择"有"，请勾选具体类型（可多选）：

□1. 房室增大；　□2. 瓣膜钙化；　□3. 主动脉扩张；□4. 主动脉瘤；□5. 主动脉夹层；

□6. 其他：_____

六、本次检查是否存在甲状腺/纵隔异常（扫描野内）？

□1.否 ；□2. 是

1. 甲状腺是否存在异常（结节/肿物（结节：≤3cm　　肿物：>3cm）、钙化、囊肿、增大等）？

□1. 否 ； □2. 是

    1.1. 甲状腺异常的具体描述（可多选）：

    □1. 结节/肿物（定义：结节：≤3cm   肿物：＞3cm） □2. 增大 □3. 囊肿 □4. 其他

2. 胸腺是否存在异常（结节/肿物（结节：≤3cm   肿物：＞3cm）、增大、囊肿等）？

□1. 否 ； □2. 是

    2.1. 胸腺异常的具体描述（可多选）：

    □1. 结节/肿物（定义：结节：≤3cm   肿物：＞3cm）；□2. 增大；□3. 其他：＿＿＿＿＿＿

    若选择"结节/肿物"，请描述具体情况：＿＿＿＿＿＿ **（非必填项）**

3. 淋巴结（肺门或纵隔短径≥10mm 及短径≥5mm 食管旁淋巴结）

    □1. 无 ； □2. 有

部位名称：（可多选）：

□1 下颈、锁骨上、胸骨切迹	□2R 右上气管旁	□2L 左上气管旁	□3 纵隔血管前和（或）气管后
□4R 右下气管旁	□4L 左下气管旁	□ 5 主—肺动脉窗	□6 主动脉弓旁
□7 隆突下	□8 食管旁	□9 肺韧带	□10R 右肺门
□10L 左肺门	□11R 右肺叶间	□11L 左肺叶间	□12R 右肺叶
□12L 左肺叶	□13R 右肺段	□13L 左肺段	□14R 右肺亚段
□14L 左肺亚段			

4. 是否存在肺门或纵隔钙化淋巴结？

□1. 否 ； □2. 是

5. 是否存在腋窝淋巴结（短径≥10mm）？ **（非必填项）**

□1. 否 ； □2. 是

    5.1. 腋窝淋巴结的位置：

    □1. 右；□2. 左

6. 食管是否存在异常？

□1. 否 ； □2. 是

    如果选择 2 "是"，请勾选（可多选）：

□1. 食管壁增厚；□2. 裂孔疝；□3. 其他：＿＿＿＿＿＿

七、本次检查是否存在乳腺异常？

□1.否 ；□2. 是

如果选择 2 "是"，请选择位置

□1. 右；□2. 左

请选择具体类型：

□1. 结节/肿物； □2. 钙化； □3. 结构不对称 ；□4. 其他：_____

八、本次检查是否存在腹部异常（扫描野内）？

□1.否 ；□2. 是

如果选择 2 "是"，请勾选（可多选）：

肝脏异常：□1. 无 ；□2. 有

如果 2 "有"，请选择

□1. 囊肿； □2. 低密度灶；□3. 脂肪肝；□4.肝硬化；□5.钙化；□6.胆管扩张；

□7.其他，_____

胆囊异常：□1. 无 ；□2. 有

如果 2 "有"， 请选择

□1. 结石；□2. 增厚 ；□3. 壁结节；□4.胆囊增大；□5.术后改变；□6. 其他,_____

胰腺异常：□1. 无 ；□2. 有

如果 2 "有"， 请选择

□1. 结节/肿物；□2. 囊肿； □3. 胰管扩张；□4. 钙化；□5.其他,_____

脾脏异常：□1. 无 ；□2. 有

如果 2 "有"， 请选择

□1. 结节/肿物；□2. 囊肿； □3.明显增大；□4.其他,_____

肾异常：□1. 无 ；□2. 有

如果 2 "有"， 请选择

□1. 结石；□2.囊肿； □3. 结节/肿物；□4. 肾盂积水；□5.其他,_____

肾上腺异常：□1. 无 ；□2.

如果 2 "有"， 请选择

□1. 增厚；□2. 结节/肿物；□3.其他,_____

其他：_____

九、本次检查是否存在骨质异常？
□1.否 ； □2. 是
如果选择 2"是"请描述：_____
其他 （非必填项）
请注明：_____
首次检出日期 （非必填项）
20____年____月____日
既往检查中是否存在?
□无　□有　□未知

本次扫描中的其他异常情况是否需要会诊？

□是 　（如果"是"，请填写备注。）

□否（结束）

备注：_____

调查员签名： _____

调查日期： 20|____|____|年|____|____|月|____|____|日

附件 3

肺癌低剂量螺旋 CT 诊断报告

城 市 癌 症 早 诊 早 治 项 目

参加者编码：　　　　　　　姓名：　　　　性别：　　　年龄：

身份证号：

检查日期：　　　　　　　　　　报告日期：

胸部基线低剂量 CT 检查

检查所见：

首次胸部低剂量 CT 扫描。检查范围包括全部肺。

结节 1（序列 2，图 28）位于左肺上叶，距肋胸膜 12mm，大小约 3mm×3mm（最大长径×最大宽径），为非钙化、实性结节，边缘光整。

结节 2（序列 2，图 143）位于右肺下叶，距肋胸膜 12mm，大小约 3mm×2mm，为非钙化、实性结节，边缘光整。

结节 3（序列 2，图 51）位于左肺上叶，距肋胸膜 12mm，大小约 2mm×2mm，为非钙化、非实性结节，边缘光整。

未见肺气肿征象。

纵隔及肺门未见肿大淋巴结。

未见胸腔及心包积液。

未见冠状动脉钙化。

其它胸部异常：

影像学诊断：

双肺多发结节，建议 1 年后胸部低剂量 CT 复查。

报告医师：　　　　　　　　　　审核医师：

本报告仅供临床医师参考　　　　　（签字有效）

附件 1

乳腺癌筛查知情同意书

乳腺癌是妇女最常见的恶性肿瘤之一。近些年，其发病率几乎在世界范围内呈明显上升趋势。我国在世界上虽属乳腺癌较低发国家，但近些年发病率也在明显上升，尤其是城市妇女。

乳腺癌的治疗效果与发现时的病期早晚密切相关。Ⅰ期乳腺癌90%以上能治愈，Ⅱ期及Ⅲ期效果就稍差，治愈率降至70%和50%左右，而原位癌几乎100%可以治愈。早期发现乳腺癌，不但治愈率高，而且可以做"保乳"手术，术后各种辅助治疗也可减少，因此不但可节省医疗费用，也可有较高的生活质量。

早期发现是控制乳腺癌发展的主要措施之一，而且目前乳腺癌早期发现及早期治疗的技术成熟。因此，我们应用国内外公认和较成熟的乳腺癌检查方法开展 本次乳腺癌筛查项目。

检查过程

乳腺癌筛查仅针对被评估为乳腺癌高危人群的人员。

将由专业医师为您进行乳腺临床检查、乳腺 X 线摄影和 B 超检查。

参加检查的注意事项

尽管放射检查对于人体可能有一定影响，但一次检查剂量不会对被检查者今后产生不良伤害。另外，做乳腺 X 线摄影检查时因要夹紧乳腺，所以可能感觉有些不适，无其他痛苦。 目前的筛查方法虽然可以发现临床上尚无肿块的早期病变，但作为一种检查方法，仍然存在假阳性或假阴性的可能。

检查费用

本次检查是政府为保护广大妇女健康所开展的项目，根据个人不同情况进行乳腺临床检查、B 超检查和乳腺 X 线摄影检查，完全免费。如果发现异常需要进一步做诊断和临床治疗，我们将会建议您转诊到属地医疗机构。

保密性

本次检查结果将被保密存放，而且您的个人信息不会在任何书面或口头报告中被提及。由于研究需要，研究者可能会回顾您的医疗记录并将所有信息保密。

自愿原则

您的参加系自愿性质，并且在任何时间都有退出的权利。如果您对本筛查有任何疑问，可以与_____单位_____医生联系。电话：_____。

自我声明：

我已充分理解了这份知情同意书，我同意参加此次筛查。

参加人员签字：_____   日期：_____年_____月_____日

证人声明：

我已经向受检对象宣读和解释了这份知情同意书。她已经理解并同意参加本项目。

证人签字：_____   日期：_____年_____月_____日

附件 2

乳腺癌筛查超声检测记录表

参加者编码：	筛查单位名称：	

姓名：	年龄：	身份证号：	地址：

电话：　　　　　　　　检查日期：　年　月　日　　　　检查技师：

1. 双侧乳腺声像发现

腺体形态：对称[ ] 不对称[ ]　　　　　　　　腺体结构：紊乱[ ] 清晰[ ]

左乳： 乳腺实质厚度：_____ cm 乳腺厚度：_____ cm 比值：　　≤1/3[ ] ＞1/3[ ]	右乳： 乳腺实质厚度：_____ cm 乳腺厚度：_____ cm 比值：　　≤1/3[ ] ＞1/3[ ]

2. 占位

未探及[ ]　（如果未探及占位，直接跳至"3. 腋下肿大淋巴结"部分）

探及 [ ]　　探及占位个数[ ]　　左个数[ ]　　右个数[ ]

（除恶性病变可以填 3 个占位外，3 个占位中每类占位最多填写一个，占位类别参考后面"超声诊断"部分）

占位 1	占位 2	占位 3
位置： 左[ ]　　　　右[ ]	位置： 左[ ]　　　　右[ ]	位置： 左[ ]　　　　右[ ]
外上象限 [ ]点、　内上象限 [ ]点 外下象限 [ ]点、　内下象限 [ ]点	外上象限 [ ]点、　内上象限 [ ]点 外下象限 [ ]点、　内下象限 [ ]点	外上象限 [ ]点、　内上象限 [ ]点 外下象限 [ ]点、　内下象限 [ ]点
距乳头　[ ]cm	距乳头　[ ]cm	距乳头　[ ]cm
与胸大肌关系：　清[ ] 不清[ ]	与胸大肌关系：　清[ ] 不清[ ]	与胸大肌关系：　清[ ] 不清[ ]
与皮肤关系：　清[ ] 不清[ ]	与皮肤关系：　清[ ] 不清[ ]	与皮肤关系：　清[ ] 不清[ ]
大小：　____×____ cm	大小：　____×____ cm	大小：　____×____ cm
形态：　类圆形[ ] 不规则[ ]	形态：　类圆形[ ] 不规则[ ]	形态：　类圆形[ ] 不规则[ ]
边界：　清[ ] 不清[ ]	边界：　清[ ] 不清[ ]	边界：　清[ ] 不清[ ]
内回声： 无[ ] 低[ ]中[ ] 高[ ] 均匀[ ]　欠均匀[ ]不均匀[ ]	内回声： 无[ ] 低[ ]中[ ] 高[ ] 均匀[ ]　欠均匀[ ]不均匀[ ]	内回声： 无[ ] 低[ ]中[ ] 高[ ] 均匀[ ]　欠均匀[ ]不均匀[ ]
强回声光点：探及[ ] 未探及[ ]	强回声光点：探及[ ] 未探及[ ]	强回声光点：探及[ ] 未探及[ ]
强回声光团：探及[ ] 未探及[ ]	强回声光团：探及[ ] 未探及[ ]	强回声光团：探及[ ] 未探及[ ]
无回声区：探及[ ] 未探及[ ]	无回声区：探及[ ] 未探及[ ]	无回声区：探及[ ] 未探及[ ]
结节或肿物后方回声： 　未见改变[ ] 衰减[ ] 增强[ ]	结节或肿物后方回声： 　未见改变[ ] 衰减[ ] 增强[ ]	结节或肿物后方回声： 　未见改变[ ] 衰减[ ] 增强[ ]
侧方声影：　　无[ ]　有[ ]	侧方声影：　　无[ ]　有[ ]	侧方声影：　　无[ ]　有[ ]
CDFI 血流： 血流信号：　　无[ ]　有[ ] 若有：　丰富[ ] 不丰富[ ]	CDFI 血流： 血流信号：　　无[ ]　有[ ] 若有：　丰富[ ] 不丰富[ ]	CDFI 血流： 血流信号：　　无[ ]　有[ ] 若有：　丰富[ ] 不丰富[ ]
R1=	R1=	R1=

3. 腋下肿大淋巴结

未探及[ ]　　　探及[ ]：个数[ ]　左个数[ ]　　　　右个数[ ]　　　　最大_____×_____cm

淋巴结门：　　　无[ ]　　　有[ ]　（偏心[ ]　　　　正常[ ]）

　　CDFI 血流：血流信号

　　　　　　　　　　无[ ]　　　有[ ]　（丰富[ ]　　　不丰富[ ]　　　树枝状[ ]　　　杂乱[ ]）　　　RI=_____

4. 乳腺分型与超声诊断

乳腺分型：腺体型[ ]　　　　　腺纤维型[ ]　　　纤维型[ ]　　　脂肪型[ ]

超声诊断 + BI-RADS 分类诊断，提示：

_____

a. 超声诊断（请填写占位编码：1、2、3）

1. 囊肿　　　　　　[ ]　　　　　2. 腺病　　　　　　[ ]　　　　3. 纤维腺瘤　　　　　[ ]

4. 乳导管扩张　　[ ]（若乳导管扩张无占位，为_____mm）　　5. 良性病变　　　　[ ]

6. 良性病变可能大 [ ]　　　　7. 不除外恶性病变 [ ]　　　　8. 恶性病变（可多填）[ ][ ][ ]

9. 乳腺占位性病变 [ ]　　　　10. 淋巴结肿大　　[ ]　　　　11. 其他：_____

b. BI-RADS 分类诊断

按 BI-RADS（Breast Imaging Reporting and Data System）分类标准进行分析：

[ ] 0 类：超声未能完成评价，建议乳腺 X 线摄影或 MRI 检查；

[ ] 1 类：阴性，超声未见异常发现；

[ ] 2 类：考虑良性病变；

[ ] 3 类：可能良性病变，建议 3-6 个月后随访；

[ ] 4 类：可疑恶性病变，但不具备典型的恶性病变超声征象，建议穿刺活检；

[ ] 5 类：高度提示恶性病变，有典型的恶性病变超声征象。

若为 2 类以上，其位置为：[ ] 占位 1，[ ] 占位 2，[ ] 占位 3

是否需要国家癌症中心会诊（复阅）？ 否[ ] 是[ ]

　　填表说明：请逐项填写，在适宜的选项框中画"√"。

附件 3

乳腺 X 线摄影报告记录表

参加者编码：	筛查单位名称：

姓名：	年龄：	身份证号：	地址：

电话：	检查日期： 年 月 日	投照技师：

X 线检查体位：	**检查适应症：**
标准投照（MLO+CC）	□无症状及体征，45 岁以上
数字化摄影 □左乳 □右乳 □双乳	□超声可疑发现（□左乳 □右乳 □双乳）
屏胶系统 □左乳 □右乳 □双乳	
附加体位投照 □左乳 □右乳 □双乳	

影像评估时是否结合既往乳腺影像资料（胶片，报告）	**乳腺实质 BI-RADS 类型**
□否	□脂肪为主型
□是 距离时间 □6月～1年 □1～2年	□散在纤维腺体型
□2年以上	□不均匀致密型，可能掩盖小肿块
	□致密型，降低乳腺摄影的敏感性

影像发现：左乳	**影像发现：右乳**
□无异常所见	□无异常所见
□肿块	□肿块
a.形态： □卵圆形 □圆形 □不规则形	a.形态： □卵圆形 □圆形 □不规则形
b.边缘： □清晰 □遮蔽状 □微小分叶	b.边缘： □清晰 □遮蔽状 □微小分叶
□浸润 □毛刺	□浸润 □毛刺
c.密度： □高密度 □等密度 □低密度	c.密度： □高密度 □等密度 □低密度
□含脂肪密度	□含脂肪密度
d.最大径：□≤1cm □>1cm，但≤2cm	d.最大径：□≤1cm □>1cm，但≤2cm
□>2cm，但≤5cm □>5cm	□>2cm，但≤5cm □>5cm
e.象限： □外上 □外下 □内上 □内下	e.象限： □外上 □外下 □内上 □内下
□乳晕下 □中央区 □腋尾部	□乳晕下 □中央区 □腋尾部
f.钟点：	f.钟点：
g.深度： □前部 □中部 □后部	g.深度： □前部 □中部 □后部
h.距乳头距离：____cm	h.距乳头距离：____cm
□钙化	□钙化
□典型良性钙化： □皮肤 □血管	□典型良性钙化： □皮肤 □血管
□粗大或爆米花样 □大杆状	□粗大或爆米花样 □大杆状
□圆形 □环形	□圆形 □环形
□其它：营养不良性、钙乳、缝线	□其它：营养不良性、钙乳、缝线
□可疑钙化：	□可疑钙化：
a.形态： □不定形 □粗大不均质	a.形态： □不定形 □粗大不均质
□细小多形性 □细小线样或细线分支状	□细小多形性 □细小线样或细线分支状
b.分布： □弥漫 □区域 □簇群	b.分布： □弥漫 □区域 □簇群
□线样 □段样	□线样 □段样
c.象限： □外上 □外下 □内上 □内下	c.象限： □外上 □外下 □内上 □内下
□乳晕下 □中央区 □腋尾部	□乳晕下 □中央区 □腋尾部
d.钟点：	d.钟点：

e.深度： □前部 □中部 □后部	e.深度： □前部 □中部 □后部	
f.距乳头距离：_____cm	f.距乳头距离：_____cm	

□结构扭曲 / □结构扭曲

左侧：
□结构扭曲
　a.象限： □外上 □外下 □内上 □内下
　　　　　 □乳晕下 □中央区 □腋尾部
　b.钟点：
　c.深度： □前部 □中部 □后部
　d.距乳头距离：_____cm
□局灶性不对称致密
　a.象限： □外上 □外下 □内上 □内下
　　　　　 □乳晕下 □中央区 □腋尾部
　b.钟点：
　c.深度： □前部 □中部 □后部
　d.距乳头距离：_____cm
□乳头凹陷
□皮肤增厚/凹陷
□腋窝淋巴结肿大
其他：

右侧：
□结构扭曲
　a.象限： □外上 □外下 □内上 □内下
　　　　　 □乳晕下 □中央区 □腋尾部
　b.钟点：
　c.深度： □前部 □中部 □后部
　d.距乳头距离：_____cm
□局灶性不对称致密
　a.象限： □外上 □外下 □内上 □内下
　　　　　 □乳晕下 □中央区 □腋尾部
　b.钟点：
　c.深度： □前部 □中部 □后部
　d.距乳头距离：_____cm
□乳头凹陷
□皮肤增厚/凹陷
□腋窝淋巴结肿大
其他：

影像评估结果： BI-RADS 类别

		左乳	右乳	双乳
0类	需要进一步影像学评估	□	□	□
1类	阴性，无异常所见	□	□	□
2类	典型良性发现	□	□	□
3类	良性可能大	□	□	□
4类	可疑恶性			
4A	低度疑似恶性	□	□	□
4B	中度疑似恶性	□	□	□
4C	高度疑似恶性	□	□	□
5类	高度提示恶性	□	□	□

处理建议

		左乳	右乳	双乳
0类	既往片比较、进一步检查	□	□	□
1～2类	常规筛查间隔X线检查	□	□	□
3类	短期复查（6月）	□	□	□
4类	（4A、4B、4C）考虑活检	□	□	□
5类	活检及外科就诊	□	□	□

其他

诊断医师：_____ 审核医师：

随诊信息（可在随诊期间补充填写）

病理结果：□无 □有
影像随诊：□无 □有
复查： 间隔时间 □6月 □1年 □2年
　　　 病变变化 □不变 □增大 □缩小 □消失

是否需要国家癌症中心会诊（复阅）？否[ ] 是[ ]
填表说明：请逐项填写，在适宜的选项框中画"√"

附件 2

肝癌筛查知情同意书

姓名：_____　　　身份证号 |_|_|_|_|_|_|_|_|_|_|_|_|_|_|_|_|_|_|

参加者编码 |_|_|_|_|_|_|_|_|_|_|_|_|_|_|_|_|_|_|

　　为提高全民的身体健康水平，做好疾病的早发现、早诊断和早治疗，国家卫健委组织各级卫生部门和医疗机构，对我国城市人群免费做癌症筛查。

检查过程

　　我们邀请年龄在 45-74 岁的当地男性居民和女性居民中肝癌的高危人群，前往指定医院做甲胎蛋白（AFP）检测和腹部 B 超检查。对可疑或确诊病人，将建议其前往医院进一步确诊和治疗（费用自理）。

参加检查的获益和义务

　　参加早诊检查是免费的。早诊检查结果可以帮助您了解自己的肝脏健康情况。如果您存在特殊情况（怀疑为肝癌或者癌前病变，如肝炎、肝硬化、肝不典型增生结节和肝腺瘤样增生结节等），我们可以帮助您安排其它项目的检查，以便获得早期诊断和治疗。参加检查的人员，有义务依据检查结果提示到相关医疗部门完善后续检查和治疗，并将诊断治疗结果告知我们，并依据我们建议参加定期随诊。经过检查后，凡是怀疑肝脏有可疑病变的患者，检查组医生都会建议您在当地医院进行有针对性的检查或定期复查，以便明确诊断。

参加检查和诊治的风险

　　早诊中的采血化验在大多数情况下十分安全。当然抽血有些疼，个别情况在采血处会有出血。对上述情况医生将事先做好预防，即使发生也会及时处理。如果您有"晕针"、不适或过敏等，请提前提醒检查组的医生。

　　另外，目前国际公认有关肝癌筛查方案和早诊早治方案都不能够避免漏诊现象的出现，如果出现漏诊或者是"间隙性肿瘤（由于部分肝脏肿瘤的恶性程度较高，会在两次检查时间段短期内出现）"可参照"漏诊预警预防机制"。而且，由于检测技术的局限性，化验结果可能会存在偏差。

保密原则

　　您的检查结果会通过正常途径通知您本人或家属，除诊治外，将一律不予公开或用于其它目的。常规检测后血标本将被保存，可能用在以后的研究中，您的所有信息将会保密。

自愿原则

　　检查是完全自愿的，是否参加请您自己决定。您可以拒绝参加，您有权利随时退出检查。如果您有任何问题，可与检查小组人员及时联系。

　　联系医生：＿＿＿＿＿＿＿　联系电话：＿＿＿＿＿＿＿　地址：＿＿＿＿＿＿

自我声明

　　我已阅读本知情同意书，理解了有关筛查的全部情况。我同意参加此次筛查。

　　参加人员签字：＿＿＿＿＿＿＿＿　日期：＿＿＿＿＿年＿＿＿月＿＿＿日

证人声明

　　我已经向受检对象宣读和解释了这份知情同意书。他/她已经理解并同意参加本项目。

　　证人签字：＿＿＿＿＿＿＿＿＿　日期：＿＿＿＿＿年＿＿＿月＿＿＿日

附件 3

肝癌筛查结果记录表

姓名：＿＿＿＿＿＿＿＿ 性别：＿＿＿＿＿ 年龄：＿＿＿＿＿＿ 身份证号：＿＿＿＿＿＿＿＿＿＿＿

参加者编码 |＿|＿|＿|＿|＿|＿|＿|＿|＿|＿|＿|＿|＿|＿|＿|＿|＿|＿|

一、血液检查 AFP 检测数值：＿＿＿＿＿＿＿ AFP 检测结果：[ ]（0=阴性 1=阳性 2=未查）

二、超声检查结果

1、肝脏形态：规则[ ] 异常[ ]

2、大小：正常[ ] 增大[ ] 缩小 [ ] 左右叶比例失调[ ]

3、包膜：平 [ ] 不平[ ] 锯齿状[ ]

4、占位：探及[ ] 个数[ ] 未探及[ ]

（除肝癌可以填3个占位外，3个占位中每类占位最多填写一个，占位类别参考后面"提示"部分）

占位1：左叶段[ ] 右叶段[ ]； 类圆形[ ] 不规则[ ]；大小：＿＿＿×＿＿ cm

　　边界： 清[ ] 不清[ ]； 边缘：光滑[ ] 不平[ ]

　　内回声： 无[ ] 低[ ] 中等[ ] 高[ ] 强 [ ]

　　均匀度： 均匀[ ] 欠均匀[ ] 不均匀[ ]； 是否呈网格状：呈[ ] 不呈[ ]

　　结节或肿物后方回声：未见改变[ ] 衰减[ ] 增强[ ]； 侧方声影：有[ ] 无[ ]

　　CDFI血流： 血流信号 无[ ]、有[ ]（丰富[ ] 不丰富[ ]，周边[ ]内部[ ]）

　　RI=＿＿＿＿＿

占位2：左叶段[ ] 右叶段[ ]； 类圆形[ ] 不规则[ ]；大小：＿＿＿×＿＿ cm

　　边界： 清[ ] 不清[ ]； 边缘：光滑[ ] 不平[ ]

　　内回声： 无[ ] 低[ ] 中等[ ] 高[ ] 强 [ ]

　　均匀度： 均匀[ ] 欠均匀[ ] 不均匀[ ]； 是否呈网格状：呈[ ] 不呈[ ]

　　结节或肿物后方回声：未见改变[ ] 衰减[ ] 增强[ ]； 侧方声影：有[ ] 无[ ]

　　CDFI血流： 血流信号 无[ ]、有[ ]（丰富[ ] 不丰富[ ]，周边[ ]内部[ ]）

　　RI=＿＿＿＿＿

占位3：左叶段[ ] 右叶段[ ]； 类圆形[ ] 不规则[ ]；大小：＿＿＿×＿＿ cm

　　边界： 清[ ] 不清[ ]； 边缘：光滑[ ] 不平[ ]

　　内回声： 无[ ] 低[ ] 中等[ ] 高[ ] 强 [ ]

　　均匀度： 均匀[ ] 欠均匀[ ] 不均匀[ ]； 是否呈网格状：呈[ ] 不呈[ ]

　　结节或肿物后方回声：未见改变[ ] 衰减[ ] 增强[ ]； 侧方声影：有[ ] 无[ ]

　　CDFI血流： 血流信号 无[ ]、有[ ]（丰富[ ] 不丰富[ ]，周边[ ]内部[ ]）

　　RI=＿＿＿＿＿

5、余肝脏组织回声：正常[ ]　增强[ ]　粗糙[ ]

　　回声均匀度：　　均匀[ ]　欠均匀[ ]　不均匀[ ]

　　肝静脉显示：　　清晰[ ]　欠清[ ]　不清[ ]　　是否扭曲：否[ ]是[ ]

　　　　　　　　　　内径(左[ ]中[ ]右[ ])　　　　状态：正常[ ]变细[ ]增宽[ ]

　　门静脉主干：　　内径不宽[ ]　增宽　　　cm

　　　　　　　　　　未见栓子[ ]　探及栓子[ ](左[ ]右[ ]主干[ ])

　　CDFI血流：　　正常[ ]　增快[ ]　减慢[ ]　平均流速：　　cm/s;

　　　　　　　　　　侧支循环：有[ ]　无[ ]

6、肝内胆管回声：正常[ ]　管壁回声增强[ ]；呈 [ ]不呈 [ ]等号样扩张

　　胆囊切除术后 [ ]（0=否 1=是）

　　胆囊：大小　　x　　cm，正常[ ]增大[ ]萎缩[ ]是否为餐后检查 [ ]（0=否 1=是 2=不详）

　　胆囊壁：正常[ ]　增厚[ ]　毛糙[ ]

7、脾脏：长　　cm，厚　　　cm

8、腹水：无[ ]　有[ ]　　　cm

提示：

1、肝硬化[ ]　2、门脉高压[ ]　3、胆囊炎[ ]　4、脾大[ ]　5、腹水[ ]　6、脂肪肝[ ]

7、肝囊肿[ ]　　　　　　（占位1[ ]　占位2[ ]　占位3[ ]）

8、肝脓肿[ ]　　　　　　（占位1[ ]　占位2[ ]　占位3[ ]）

9、肝血管瘤[ ]　　　　　（占位1[ ]　占位2[ ]　占位3[ ]）

10、肝占位性病变[ ]　　　（占位1[ ]　占位2[ ]　占位3[ ]）

11、疑似肝癌 [ ]　　　　 （占位1[ ]　占位2[ ]　占位3[ ]）

12、门静脉栓塞 [ ]　　13、肝胆管扩张 [ ]　　14、未见异常[ ]

15、其他_____

检查日期：_____年___月___日　　　　检查人员：_____

是否需要国家癌症中心会诊（复阅）？（否/是）

附件 1

上消化道癌筛查知情同意书

姓名：_____   参加者编码|__|__|__|__|__|__|__|__|__|__|__|__|__|__|__|__|__|__|

地址：_____

为提高全民的身体健康水平，做好疾病的早发现、早诊断和早治疗，国家卫健委组织各级卫生部门和医疗机构，对 45-74 岁的人员免费做癌症筛查。

检查和治疗过程

我们邀请年龄在 45-74 岁的当地居民，参加基本信息调查、抽血检查及内镜检查。在行内镜检查时会辅以碘染色，以发现早期病变，并在易发病的部位和疑似病变处取组织做病理学诊断。发现疑似有病变时，将对不同情况给予相应建议。

参加检查和治疗的危险性

抽血和食管镜检查时一般情况下都很安全。但也有个别情况，检查时发生出血和药物反应（如碘过敏）等。对这些情况医生会很好预防，即使发生也会及时处理。但是也有可能情况严重，甚至出现生命危险。如果您想进一步了解情况，请与检查小组的医生联系。

参加检查的好处

如果您参加检查，可全面了解你的身体的健康状况，发现疾病可及时治疗。

保密原则

您的检查结果，依照相关法律会被严密保存，不被公开。我们将储存本项目所取的活检标本，并可能在以后的研究中使用，活检标本上贴有带编码的标签，不会出现您的姓名，您的所有信息将会保密。

自愿原则

检查是完全自愿的，是否参加请您自己决定。您可以拒绝参加，您有权利随时退出检查。如果您有任何问题，可与检查小组人员联系。

自我声明

我已阅读本知情同意书，理解了全部情况。一些问题已同检查小组人员讨论，并得到满意解决，我同意参加此次内镜检查和治疗。

参加者签字：_____   日期：_____年_____月____日

证人声明

我已经向受检对象宣读和解释以上知情同意书。他/她已理解并同意参加本项目。

证人签字：_____   日期：_____年_____月____日

附件 4

上消化道内镜检查记录表

参加者编码：＿＿＿＿＿＿＿＿＿＿＿＿　　　　姓名：＿＿＿＿＿＿＿＿

食管及贲门观察记录

部　位	距离	点位	病变分类	染色观察	取材部位
	cm- cm	点—点	1—红区 2—白区 3—黏膜增厚和透明度改变 4—血管网结构改变 5—糜烂 6—斑块 7—粗糙或不规则 8—结节 9—肿物 10—溃疡 11—狭窄； 12—充血 13—粗糙； 14—颗粒状；	染色后表现： 0：正常着色 3：轻度不着色 2：中度不着色 1：重度不着色	请按照取材部位填写顺序号，如：1，2，3……
1.食　道					
2.食　道					
3.食　道					
4.贲　门					
5.贲　门					
其他部位：					

胃的观察与记录

部　位	距离	病变分类	染色观察	取材部位
	cm- cm	1.肿瘤 8.水肿 2.息肉 9.颗粒 3.溃疡 10.结节 4.充血 11.血管 5.花斑 12.糜烂 6.淤点 13.出血 7.黏液	靛胭脂染色后表现： 0：正常着色 3：着色不均匀，分界清晰 2：介于1和3之间。 1：着色略不均匀，分界模糊。	填写顺序号，如：1，2，3……
6.胃　底				
7.胃体前壁				
8.胃体后壁				
9.胃体小弯				
10.胃体大弯				
11.胃　角				
12.胃窦前壁				
13.胃窦后壁				
14.胃窦小弯				
15.胃窦大弯				
16.幽　门				
其他部位：				

内镜下诊断：＿＿＿＿＿＿＿＿＿＿＿＿＿＿＿＿＿＿

诊断医生：＿＿＿＿＿＿＿＿＿＿＿＿＿＿＿＿＿

诊断日期：＿＿＿＿＿＿＿＿＿＿＿＿＿＿＿＿＿

是否需要国家癌症中心会诊（复阅）？（否/是）

附件 5

上消化道病理诊断表

危险因素调查 ID：　　　　筛查 ID：　　　　姓名：　　　　诊断日期：　　　　诊断医师：

1 病理号	2 标本号	3 食管活检位置 距离/点位 （ ）	4 胃活检部位	5 固有膜	6 病理诊断	7 食管炎诊断依据	8 胃炎诊断依据					9 备注
							炎症类型	炎症程度	炎症深度	萎缩	化生	
1		[ ][ ][ ] cm [ ][ ] 点			[ ][ ]	[ ][ ]	[ ]	[ ]	[ ]	[ ]	[ ]	
2		[ ][ ][ ] cm [ ][ ] 点			[ ][ ]	[ ][ ]	[ ]	[ ]	[ ]	[ ]	[ ]	
3		[ ][ ][ ] cm [ ][ ] 点			[ ][ ]	[ ][ ]	[ ]	[ ]	[ ]	[ ]	[ ]	
4		[ ][ ][ ] cm [ ][ ] 点			[ ][ ]	[ ][ ]	[ ]	[ ]	[ ]	[ ]	[ ]	
5		[ ][ ][ ] cm [ ][ ] 点			[ ][ ]	[ ][ ]	[ ]	[ ]	[ ]	[ ]	[ ]	
6		[ ][ ][ ] cm [ ][ ] 点			[ ][ ]	[ ][ ]	[ ]	[ ]	[ ]	[ ]	[ ]	
7		[ ][ ][ ] cm [ ][ ] 点			[ ][ ]	[ ][ ]	[ ]	[ ]	[ ]	[ ]	[ ]	
8		[ ][ ][ ] cm [ ][ ] 点			[ ][ ]	[ ][ ]	[ ]	[ ]	[ ]	[ ]	[ ]	

是否诊断为食管癌前病变：否 [ ] 是 [ ]，若是，病理类型为鳞状上皮上皮内瘤变 [ ]腺上皮上皮内瘤变 [ ]

是否诊断为胃癌前病变：否 [ ] 是 [ ]

是否诊断为食管癌：否 [ ] 是 [ ]，若是，病理类型为鳞状细胞癌 [ ]腺癌 [ ]其他恶性肿瘤 [ ]

是否诊断为胃癌：否 [ ] 是 [ ]，若是，病理类型为腺癌 [ ]其他类型恶性肿瘤 [ ]，为 [ ].

诊断日期：　　　年　　月　　日　　　　医师签名：

填写说明：

1、本表仅供有病理诊断者填写，每个筛查对象单独填写一页此表；

2、本表中"参加者编码"与"姓名"必须与上消化道内镜检查记录表中一致；

3、"1 病理号"为本医院原有标本病理编号；

4、一行记录中，"3 食管活检位置"与"4 胃活检部位"只填一项。"4 胃活检部位"直接填写文字；

5、"6 病理诊断"可填写多个编码，编码间以分号间隔；

6、食管癌前病变指发生在食管的鳞状上皮高级别上皮内瘤变或腺上皮高级别上皮内瘤变；

7、胃癌前病变指发生在胃部的腺上皮高级别上皮内瘤变；

8、食管癌指发生在食管的鳞状细胞癌、腺癌或其他恶性肿瘤；

9、胃癌指发生在胃部的腺癌或其他恶性肿瘤；

10、"鳞状上皮上皮内瘤变"的定义：病理诊断编码为 08/10/11/13；

11、"腺上皮上皮内瘤变"的定义：病理诊断编码为 20/21；

12、"鳞状细胞癌"的定义：病理诊断编码为 14/15；

13、"腺癌"的定义：病理诊断编码为 22/23/24；

14、"其他恶性肿瘤"的定义：病理诊断编码为 25/26（需注明）。

病理诊断表（上消化道癌）编码说明

1、病理号：编码同本医院原有标本病理编号。

2、标本号：为每例检查对象的活检标本顺序号，一人一编，另一检查对象重新开始。

例如：检查对象 A 共取活检 5 块，则其标本号依次为 1，2，3，4，5，检查对象 B 开始检查时，B 的标本号从 1 重新编起。

3、活检位置 活检位置的记录与内镜检查位置的记录完全一致。

4、固有膜：　　　　　0------无　　　1------有

5、病理诊断编码

01　正常鳞状上皮	16　正常腺上皮
04　基底细胞增生	17　非萎缩性胃炎
05　轻度食管炎	18　萎缩性胃炎
06　中度食管炎	19　不确定的腺上皮上皮内瘤变
07　重度食管炎	20　腺上皮低级别上皮内瘤变
08　鳞状上皮低级别上皮内瘤变	21　腺上皮高级别上皮内瘤变
10　鳞状上皮高级别上皮内瘤变	22　腺上皮黏膜内腺癌
11　鳞状上皮上皮内瘤变不能分类(NOS)	23　浸润性腺癌
13　鳞状上皮高级别上皮内瘤变可疑浸润	24　腺癌不能分类（NOS）
14　黏膜内鳞状细胞癌	25　腺鳞癌
15　浸润性鳞状细胞癌	26　其他
99　不足以作诊断	

6、食管炎诊断依据

1　乳头高度占上皮层厚度 2/3 以上	2　基底细胞层占上皮层厚度 15% 以上
3　上皮内中性粒细胞浸润	4　上皮内嗜酸性细胞浸润
5　上皮内灶性淋巴细胞浸润	6　固有层内中性粒细胞浸润
7　固有层内密集淋巴细胞浸润	8　上皮内弥漫性淋巴细胞浸润

7、胃炎诊断依据

8.1 炎症类型：　0—无　　　1—慢性　　　2—慢性活动性　　3—急性

8.2 炎症程度　　0—无　　　1—轻度　　　2—重度

8.3 炎症深度　　0—无　　　1—浅表层　　2—全层　　　　3—不确定

8.4 萎缩　　　　0—无　　　1—有

8.5 化生　　　　0—无　　　1—肠上皮化生　2—假幽门腺化生

备注：①上皮内瘤变=异型增生，可互换；②病理编码02与03可并入01；③根据国际和国内病理诊断规范，食管癌前病变分两级，按累及层次（＜1/2 或＞1/2）分为低级别和高级别，病理编码09和12取消。

附件 2

结肠镜检查知情同意书

姓名：_____ 参加者编码 |__|__|__|__|__|__|__|__|__|__|__|__|__|__|__|__|__|__|

为提高全民的身体健康水平，做好疾病的早发现、早诊断和早治疗，国家卫健委组织各级卫生部门和医疗机构，对 45-74 岁的人员免费做癌症筛查。

检查和治疗过程

我们邀请年龄在 45-74 岁的当地居民，参加基本信息调查、抽血检查及结肠镜检查。在行结肠镜检查时，如发现结直肠病变，将在病变部位处取组织做病理学诊断。

参加检查和治疗的危险性

结肠镜检查一般是安全的，但仍有一定的并发症，可能出现：①肠穿孔、大出血；②肠绞痛；③肠系膜撕裂和浆膜撕裂；④结肠镜未能到达回盲部；⑤偶有心律失常、心脏停搏等其他并发症或意外死亡等。并有行急诊手术的可能。对这些情况医生会很好预防，即使发生也会及时处理。但是也有可能情况严重，甚至出现生命危险。如果您想进一步了解情况，请与检查小组的医生联系。

参加检查的好处

如果您参加检查，可全面了解你的身体的健康状况，发现疾病可及时治疗。

保密原则

您的检查结果，依照相关法律会被严密保存，不被公开。我们将储存本项目所取的活检标本，并可能在以后的研究中使用，活检标本上贴有带编码的标签，不会出现您的姓名，您的所有信息将会保密。

自愿原则

检查是完全自愿的，是否参加请您自己决定。您可以拒绝参加，您有权利随时退出检查。如果您有任何问题，可与检查小组人员联系。

自我声明

我已阅读本知情同意书，理解了全部情况。一些问题已同检查小组人员讨论，并得到满意解决，我同意参加此次内镜检查和治疗。

参加者签字：_____   日期：_____年____月____日

证人声明

我已经向受检对象宣读和解释以上知情同意书。他/她已理解并同意参加本项目。

证人签字：_____   日期：_____年____月____日

附件 3

"城市癌症早诊早治项目"结直肠癌筛查结果记录表

一、参加者基本信息

参加者编码：|＿|＿|＿|＿|＿|＿|＿|＿|＿|＿|＿|＿|＿|＿|＿|＿|

身份证号：|＿|＿|＿|＿|＿|＿|＿|＿|＿|＿|＿|＿|＿|＿|＿|＿|＿|＿|

姓名：	性　　别：□男　□女
年龄：＿＿＿＿＿＿＿岁	检查日期：＿＿＿＿年＿＿月＿＿日

二、直肠指诊

参加者是否进行了直肠指诊（无法耐受结肠镜检查者）？	前壁
□是　□否，**若是，填写以下信息**	12 9　　3 6
有无肿块：□有　□无	肿块距肛＿＿＿＿cm，＿＿＿＿点钟，占据 肠腔＿＿＿/＿＿＿（填几分之几）	后壁
参加者是否完成了结肠镜检查？　□是　□否	
若完成了结肠镜检查，则继续填写；若未完成，则表格填写结束。	

三、结肠镜检查结果

结肠镜操作方式？	□单人　□双人 □单/双人	是否采用麻醉？	□是 □否
结肠镜到达深度？	□回肠末端　□回盲瓣　□升结肠　□肝曲　□横结肠 □脾曲　□降结肠　□乙状结肠　□直肠		
肠道准备情况？	□I 级（肠道准备满意）　□II 级（肠道准备比较满意） □III 级（肠道准备不满意）		
结肠镜完成时间？	＿＿＿＿＿＿＿＿＿分钟		
否发生并发症（可多选）？	□无　□肠道穿孔　□出血（出血程度：＿＿＿＿＿，处理情况＿＿＿＿＿）□其他＿＿＿＿＿		
是否检出息肉？	□是　□否，若是，检出的息肉具体数为＿＿＿＿＿个		
是否检出除息肉外其他病变？	□是　□否		

是否需要国家癌症中心会诊（复阅）？ **(否/是)**

内镜下病变信息记录表（此表可根据实际病变数添加）

病变部位1

部位：□回肠末端 □回盲瓣 □升结肠 □肝曲 □横结肠 □脾曲 □降结肠□降乙交界 □乙状结肠 □直乙交界 □直肠	距肛：_____厘米
镜下考虑病变类型：_____	病理标本号：_____
最大直径：|__|__|.|__|厘米	形　状：□隆起 □扁平 □凹陷
有 无 蒂：□有　□无	蒂 形 状：□广蒂 □亚蒂
颜　　色：□红色 □灰白色 □其它	有无出血：□出血 □不出血

病变部位2

部位：□回肠末端 □回盲瓣 □升结肠 □肝曲 □横结肠 □脾曲 □降结肠□降乙交界 □乙状结肠 □直乙交界 □直肠	距肛：_____厘米
镜下考虑病变类型：_____	病理标本号：_____
最大直径：|__|__|.|__|厘米	形　状：□隆起 □扁平 □凹陷
有 无 蒂：□有　□无	蒂 形 状：□广蒂 □亚蒂
颜　　色：□红色 □灰白色 □其它	有无出血：□出血 □不出血

病变部位3

部位：□回肠末端 □回盲瓣 □升结肠 □肝曲 □横结肠 □脾曲 □降结肠□降乙交界 □乙状结肠 □直乙交界 □直肠	距肛：_____厘米
镜下考虑病变类型：_____	病理标本号：_____
最大直径：|__|__|.|__|厘米	形　状：□隆起 □扁平 □凹陷
有 无 蒂：□有　□无	蒂 形 状：□广蒂 □亚蒂
颜　　色：□红色 □灰白色 □其它	有无出血：□出血 □不出血

病变部位4

部位：□回肠末端 □回盲瓣 □升结肠 □肝曲 □横结肠 □脾曲 □降结肠□降乙交界 □乙状结肠 □直乙交界 □直肠	距肛：_____厘米
镜下考虑病变类型：_____	病理标本号：_____
最大直径：|__|__|.|__|厘米	形　状：□隆起 □扁平 □凹陷
有 无 蒂：□有　☑无	蒂 形 状：□广蒂 □亚蒂
颜　　色：□红色 □灰白色 □其他	有无出血：□出血 □不出血

其他病变：	
内镜下诊断：	诊断医生：
是否取活检（必填项）：是□　　　否□	

填写说明：

1、肠道准备情况：Ⅰ级（肠道准备满意）：肠腔内无粪便或渣，无粪水潴留，肠液清亮，操作顺利，观察良好；Ⅱ级（肠道准备比较满意）：肠腔内无粪便残渣，肠腔内有污浊粪水，操作比较顺利及观察基本清晰；Ⅲ级（肠道准备不满意）：肠腔内有粪便残渣或粪块，操作不顺利，甚至因肠道准备不足，检查或治疗被迫停止。

2、部位为距肛**cm（以退镜长度为准），并以肠前壁正中为时钟12点位置，肠后壁正中为6点钟，顺时针描写在肠腔的位置。

3、每一个病变信息中的需要填写完整。

附件 4

结直肠癌筛查病理诊断表

一、基本信息

参加者编码：|__|__|__|__|__|__|__|__|__|__|__|__|__|__|__|

身份证号：|__|__|__|__|__|__|__|__|__|__|__|__|__|__|__|__|__|__|

姓名：_____

年龄：_____ 岁

性　别：□男　□女

检查日期：_____ 年 _____ 月 _____ 日

二、病理诊断记录表

是否需要国家癌症中心会诊（复阅）？（否/是）

1.病理标本号	2.活检部位	3.活检位置（距肛门距离）	4.病理诊断（编码）	5.高级别上皮内瘤变比例（%）	6.腺瘤性息肉内的结构比例（%）		7.备注
					管状	绒毛状	
		|__|__|cm	|__|__|__|__|				
		|__|__|cm	|__|__|__|__|				
		|__|__|cm	|__|__|__|__|				
		|__|__|cm	|__|__|__|__|				
		|__|__|cm	|__|__|__|__|				
		|__|__|cm	|__|__|__|__|				
		|__|__|cm	|__|__|__|__|				

是否诊断为结直肠癌前病变：否 [ ]　是 [ ]

是否诊断为结直肠癌：否 [ ]　是 [ ]

诊断日期：_____ 年 _____ 月 _____ 日

医师签名：_____

填写说明：

1、本表中"参加者编码"与"姓名"必须与结肠镜检查结果登记表中一致；

2、"1.病理标本号"为本医院原有标本病理编号（与《技术方案》要求不同）；

3、"2.活检部位"直接填写文字；

4、"3.活检位置"按结肠镜活检位置填写；

5、"4.病理诊断"可填写多个编码，根据病变诊断填写所有相关编码；

6、"结直肠癌前病变（进展期腺瘤）"的定义：病理诊断编码为 07/11/12/14/15，或 08/09/10 同时伴腺瘤大小≥1cm（需结合结肠镜检查结果）；

7、"结直肠癌"的定义：病理诊断编码为 17/18/19。

8、结直肠癌和癌前病变的判定可由系统根据实际上报病理编码自动生成。

附件 **5**

"城市癌症早诊早治项目"

结直肠癌筛查病理诊断表编码说明

1、 **病理标本号** 与结肠镜检查结果登记表中的病理标本号相一致。

2、 **活检部位** 与结肠镜检查结果登记表中的病变部位相一致。

3、 **活检位置** 活检位置的记录与内镜检查位置的记录完全一致。

4、 **病理诊断编码**

01.正常/大致正常结直肠黏膜	12.管状绒毛状腺瘤
02.慢性结肠/直肠炎	13.腺上皮低级别上皮内瘤变（异型增生）
03.慢性活动性结肠/直肠炎	14.腺上皮高级别上皮内瘤变（异型增生）
04.慢性肉芽肿性结肠/直肠炎	15.腺上皮高级别上皮内瘤变（黏膜内腺癌）
05.非腺瘤性息肉	16.腺上皮上皮内瘤变不能分级
06.增生性息肉	17.浸润性腺癌
07.无蒂锯齿状腺瘤	18.癌不能分类
08.传统锯齿状腺瘤	19.恶性肿瘤不能分类
09.锯齿状息肉不能分类	20.其他
10.管状腺瘤	99.不足以作诊断
11.绒毛状腺瘤	

5、 **高级别上皮内瘤变的比例：**

记录上皮内瘤变的病变中高级别上皮内瘤变的比例。

6、 **腺瘤结构比例（％）：**

分别记录管状结构和绒毛状结构的比例，以百分比表示

7、 **备注**：上述内容不具备的任何需要说明的问题。